源于自然
——植物药何以事关人类未来

Kara Rogers　著

刘清君　译

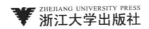
浙江大学出版社

图书在版编目(CIP)数据

源于自然：植物药何以事关人类未来 /（美）凯拉·罗杰斯（Kara Rogers）著；刘清君译. —杭州：浙江大学出版社，2016.8

书名原文：Out of Nature：Why Drugs from Plants Matter to the Future of Humanity

ISBN 978-7-308-16098-8

Ⅰ.①源… Ⅱ.①凯… ②刘… Ⅲ.①植物药—研究 Ⅳ.①R282.71

中国版本图书馆 CIP 数据核字（2016）第 181886 号

浙江省版权局著作权合同登记图字：11－2015－79

© 2012 The Arizona Board of Regents. Published by arrangement with the University of Arizona Press

源于自然——植物药何以事关人类未来

Kara Rogers 著

刘清君 译

责任编辑	杜玲玲
责任校对	潘晶晶　秦　瑕
封面设计	闰江文化
出版发行	浙江大学出版社
	（杭州市天目山路 148 号　邮政编码 310007）
	（网址：http://www.zjupress.com）
排　　版	杭州林智广告有限公司
印　　刷	杭州日报报业集团盛元印务有限公司
开　　本	880mm×1230mm　1/32
印　　张	9
字　　数	165 千
版 印 次	2016 年 8 月第 1 版　2016 年 8 月第 1 次印刷
书　　号	ISBN 978-7-308-16098-8
定　　价	28.00 元

版权所有　翻印必究　印装差错　负责调换

浙江大学出版社发行中心联系方式：（0571）88925591；http://zjdxcbs.tmall.com

万园之源

（The Mother of All Gardens）

在 20 世纪初，被称为"植物猎人"的英国人欧内斯特·亨利·威尔逊（Ernest Henry Wilson）将中国称之为"万园之源"（the mother of all gardens）。他的著作都是源于他自己的第一手资料。在他的职业生涯中所收集的植物种子，都是源于他前后四次不同的中国之旅，以及其他数十个国家的旅行。威尔逊了解植物及植物多样性，并由此建立了他对中国植物种群的基本了解。

中国本土的植物种类多达 30000 余种，大约占世界植物多样性的 10%。这些物种中超过一半是中国所特有的。根据《中国植物保护战略》所公布的数据，超过 11000 种具有药用价值。目前，全球药用开花植物为 50000 ~ 80000 种，而中国的药用植物占据了其中很大的比重。

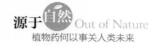

中国以植物为药的历史可以追溯至数千年前，并且已经发展成为独特的草药学基础，是中国传统医学体系的重要组成部分。 中国草药的开拓者往往将草药和植物提取物组合使用，配方中还经常包括矿物质，试图以此来预防或治疗阴阳失衡。 根据东方的学说，阴和阳即为描述自然和生命的两种相对力量。 按照中国传统医学的原则，阴阳失衡被看作是所有疾病的发病原因。 其治疗一般则是基于症状，或者变化多端的症状的不同模式。 中国历代的医药学家通过患者表现出的各种症状组合，已经建立了与之相匹配的多种用药模式。

作为中国的传统医学，现如今，中医药仍旧是中国医疗体系的一个重要组成部分。 中医药从时代、文化和政治的剧烈变革中，最终保留了下来。 这种变迁在 20 世纪尤为强烈，其中很多传统中医药的发展受到了限制。 20 世纪初，随着越来越多的从业人员接受了西方的科学和医学，现代医学，也就是西方医学，开始进入中国的医疗保健体系。 与以科学为依据的现代医学相比较而言，传统的中药理论体系显得有些过时和无效。 受到来自西方科学知识的鼓励，一些中国从业人员开始对传统医学进行改革或发展，其目标便是"中西医结合"。 也有一些研究人员采用实验方法对传统医学进行了研究。 后来的改革者则试图在现代医学的模式下实现对传统中药的改造。

在 1960 和 1970 年代，中国实现了合作医疗制度。　这是通过公社来实现农村人口的基本医疗服务。　农村合作医疗制度是由集体福利基金和农民收入的提成来保障的。　它们在中国贯彻的成功，促进了初级卫生保健在 1978 年的阿拉木图会议上被世界卫生组织（WHO）所认可。　国际公认的初级卫生保健体系强调以科学为基础的医学实践，并结合实用、方便和可接受的其他方法与技术。

在中国，合作医疗从业者经常尝试将中国传统医药与现代医学相结合。　在一些乡镇，医疗人员会定期采集草药，使得成百上千的中药材存放在村卫生室中。　与此同时，他们也会使用抗生素等西药和现代医学的技术与设备。　在 1980 年代，随着非集体化的推进，两个医学系统又再次分离。　然而到那个时候，诊所的医生已经越来越依赖于西方的药品。草药的使用已经被乡村医生认为是一种不切实际的方法：部分原因是采摘收集需要耗费大量时间，另外则是因为选择中医药而非西药的病人可以进行自我治疗。　这些病人可以自行收集和准备中草药，也可以简单地从当地药师的手中购得。

1980 年代，中国对于药品的使用态度发生了转变，降低了对中药在医疗中重要性的强调。　这种转变部分源于这一

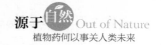

时期国家的改革意图，因为，在"文革"期间，研究人员的工作主要是以研究中药配方的科学基础为导向。 其中最显著的一个发展就是在那最为动荡的时期，即 1971 年，分离出了青蒿提取物——青蒿素。 它是黄花蒿（*Artemisia annua*）里具有抗疟效用的生物活性化合物。 在中国，青蒿的地上部分已经被作为药物使用长达几个世纪之久，常常被制成青蒿茶服用。 相关的传统医学文献，以及青蒿的民间习用知识，直接推动了中国科学家对青蒿素的成功分离。 药业生产青蒿素始于 1980 年代，并于 21 世纪初最终被世界卫生组织确立为对抗疟疾的关键药物。

在中国，药物发现的这种过程仍在继续。 最近的一个例子是原人参二醇（pandimex™）的发现。 原人参二醇是从人参（*Panax ginseng*）以及与其密切相关的物种中提取得到的，传统中医药认为其提取物对多种病症均有疗效，其中包括癌症。 人参提取物在细胞和动物模型的研究中显示出了可靠的抗癌作用，包括细胞周期阻滞和凋亡，这些作用为原人参二醇所特有。 在中国，该药于 2012 年获得了对乳腺癌、结肠癌、肺癌、胰腺癌、直肠癌、胃癌等晚期恶性肿瘤的治疗批准。

青蒿素和原人参二醇的发现，标志着中国药物研究的重要进步。 尤为重要的是，其发展实现了对传统中医药进行传承的愿望。 随着科学方法的应用，研究人员可以找出中药材中的生物活性物质，通过临床药物验证，最终造福于全球数以百万计的人类。

21 世纪的头十年，中国对传统医学进行"改革"的压力有所缓解，而事实上也就促进了中国传统医学的复苏。 其实不只是在中国，西方更是如此。 常规医学一直被批评过于看重临床方法，而忽略了考虑生命本身的"精神上"的或者是"整体性"的因素。 这些临床方法是基于疾病的分析评价的，因此疾病的复杂性往往被分解成一些基本的单元，以便在临床上更容易处理。 这实际就是一种简化论。 一些"替代医学"研究者已经警告说，这种常规医学中的简化论可能尤其局限。 他们认为，为了了解健康的全貌，常规医学仍然需要一些必要的补充。

然而医学上的许多替代或补充方法，包括使用传统草药配方，大多还都没有得到科学的验证，其安全性和有效性尚属未知，这会给患者带来极大的风险。 所以，那些使用草药进行辅助治疗或者直接代替常规药物的做法，都受到了严重的制约。 在安全性和有效性尚未得到证明之前，潜在的危险因素仍然存在。 为了得到这些信息，人们通过分析筛选实验，以确定草药的生物活性物质，进行临床前测试，以了解这些物质对细胞和组织的作用效果，并且进行临床试验来

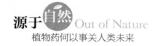
研究它们对人体的作用。

从植物提取物中筛选生物活性物质，就像青蒿素的发现，是弥合传统医学和常规医学的一个重要手段。从科学的角度而言，传统的草药为药物发现提供了源泉。它们中极可能存有治疗某些人类最严重疾患的、潜在的生物活性化合物，比如像类似青蒿素的组分，可以通过分离、研发，最终经过科学证明，成为预防或治疗疾病的化合物。为那些长久以来就一直在用的传统草药赋予科学的内涵，其本身就是对人类观察能力的一种重新认识。当然，这也是对自然力量的一种再认识。

药物发现的科学，在很大程度上依赖于实验室的研究。但这些被研究的最初产品，植物材料或其他天然物质，都来源于自然。因此，最终的产品，即处方药和临床试验药品，就都承载着与自然的密切联系。这是一种特别好的联系方式，即通过植物本身和它们的传统用途来感受自然。例如，在 2001 年发表的研究表明，已有 122 种植物提取物被确定并开发成了药物。这些化合物是从 94 种不同的植物中分离出来的，其中约 80％的药物其使用用途与传统方法或当地习俗用法一致。这些数字，已经足以引发我们去关注全球范围内的传统医药体系所使用的巨大的植物物种资源。并且，这些现代药物的发现，也只是自然潜能的冰山一角而已。

　　在中国，这种潜能更值得重视。　但是，对于许多药用植物的保护，其现状却不容乐观。　很多可供采集的药用植物几乎全部来自野生。　实际上，仅有 250 多种为人工栽培。其中包括很多在医药和商业方面非常重要的物种，包括砂仁（*Amomum villosum*）、当归（*Angelica sinensis*）、黄芪（*Astragalus membranaceus*）、白术（*Atractylodes macrocephala*）、肉桂（*Cinnamomum cassia*）、党参（*Codonopsis pilosula*）、黄连（*Coptis chinensis*）、牡丹（*Paeonia suffruticosa*），以及人参（*Panax* spp.）。　最近几年开始培育种植的药用植物则有：　肉苁蓉（*Cistanche deserticola*）、山药（*Dioscorea nipponica*）、甘草（*Glycyrrhiza uralensis*）、茯苓（*Poria cocos*）和大黄（*Rheum palmatum*）。

　　尽管有人工种植的手段，但在中国，药用植物的需求量仍然非常巨大。　一些物种或其品种，即便也有人工种植的方法，却也已经面临过度采摘的困境，乃至濒临灭绝的危险。例如，多年生的草本植物白术（*Atractylodes macrocephala*），已经从多处产地消失，其中包括浙江。　该物种仅存的种群已呈零星分布。　同样，如银杏（*Ginkgo biloba*）、核桃（*Juglans regia*）、厚朴（*Magnolia officinalis*）等，也只能主要依靠

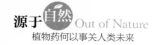

人工种植，野生品种已经越来越少。 如今，野生的西康玉兰
（*Magnolia wilsonii*）也已极为罕见。 就是以那位把中国本
土上千种植物的知识带往欧洲的植物学者欧内斯特·亨利·
威尔逊（Wilson）的名字而命名的。 由于人们对树皮的巨大
药用需求，以及其产地的丧失和破坏，在贵州西部、四川西
部，以及云南北部这些原产地，已经难以找到西康玉兰的踪
迹。 国际自然保护联盟（IUCN）也已经将其列为濒危物
种。 而那些还没有得到栽培的野生药用植物，如土沉香
（*Aquilaria sinensis*），就更容易受到戕害了。 现在，土沉
香的数量也在急剧下降，如果不通过种植提供安全保障，估
计也很难逃脱灭绝的厄运。

　　传统医药对药用植物的恶意采集，很大程度上是由于实
体商业的集中化采摘所导致，并且其中很多产品还被分销到
了境外。 对于野生药用植物而言，商业采集者往往比当地
的采集者要更为可怕。 他们的技术很粗暴，而且他们往往
有过度采集的倾向。 他们可能会采集整个植株，或者干脆
粗略地带走植株的一大部分，而使得留下的植株无法继续生
长繁衍。 除去植物的商业开发影响，来自不断增长的人口
和大规模的土地开发等影响，也导致一些药用植物物种的关
键栖息地受到进一步的巨大损害。

　　以中国传统医学为借口的自然破坏，和中国传统医学本

身所提倡的与自然和谐相处的基本原则，这两方面似乎大相径庭。　我们不能既与自然和睦相处，同时又对自然界中的动植物造成过度损害。　自然资源和这些资源的采伐之间的关系需要仔细斟酌。　随着人类人口的持续增长，以及自然资源的日益减少，这种平衡的重要性逐渐凸显出来。　更多的人口就意味着对药物的更多需求，这在传统医药方面表现得更为突出。

在中国使用的药品中，有 1/3 甚至一半都是传统的中药材。　并且，在世界其他地区，中药材的使用也已经增长到了和中国使用量相当的程度。　中国也已经成为目前中药材产品的主要出口国。　预计在未来几年，国际植物药市场也仍然会越来越大。　在 2012 年，分析人士就已经预测，以后的多年里，中国中药材出口额（以重量计）会以 5% ~ 10% 的年增长速度持续增长。　尽管在中国，用于药用植物栽培的专用土地正在不断扩大，但这能否跟上中药材产品出口的预计增长速度，仍有待观察。

20 世纪的后几十年，中国在许多领域经历了快速的增长，包括经济、人口以及对自然资源的需求。　成长和进步带来了巨大的影响，对乡村的植物、动物和生态系统而言，其影响尤甚。　如今，总共有 4000 ~ 5000 种中国开花植物已经面临生存威胁，甚至濒临灭绝的危险。　在《濒危野生动植物

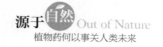

种国际贸易公约》（International Trade in Endangered
Species of Wild Fauna and Flora，CITES）公布的 800 余种
濒危物种中，大约有 1/4 生长在中国。 令人觉得讽刺，但也
幸运的是，人们对维持自然与人类之间的联系所做出的不懈
努力，正如中国本土植物所面临的生存威胁一样，正在处于
一个快速的发展阶段。 因此，对于中国的独特而多样的植
物群体的维护，还是存在着很大的希望。

　　中国在 1992 年就已经签署了《生物多样性公约》
（Convention on Biological Diversity，CBD），且是首批签
署国之一，并于 2008 年由政府推出了《中国植物保护战略》
（China's Strategy for Plant Conservation，CSPC），它也
同样基于全球植物保护战略，是生物多样性公约的分支产
物。 全球战略包括 16 个具体目标，试图制定出相关条款与
协议，以保护和可持续利用全球范围的植物多样性。 中国
的植物保护战略是一个雄心勃勃的计划，旨在通过立法和教
育，以及在实际物种保护措施上的投资，来解决导致一些物
种灭绝的根本原因。 中国植物保护战略的保障包括： 在受
威胁植物物种栖息地内停止采伐的计划，落实科学发展，打
击非法采伐和收集的积极执行措施，以及禁止在生物多样性
保护区附近的开发等活动。

　　中国拥有广袤的国土，地形和栖息地复杂多样，其植物

多样性的保护也就更具挑战性。 保护项目的优先次序，首先就是一个重要的议题。 但是，有很多行动已经开始了践行《中国植物保护战略》所制定的最终目标。 多部卷的《中国植物志》（*Flora of China*，由哈佛大学编写，译者注 ）、《云南植物志》，以及《中国植物志》（ *Flora Republicae Popularis Sinicae*，由中国科学院植物研究所编写，科学出版社出版。 译者注 ）等多部书籍中已经包含了关于中国的不同植物物种的详细资料。 越来越多的原生植物物种在自然保护区中受到了保护，这些保护区占到了全国土地面积的大约 16%。 植物园的数量也有了大幅增加，这也是一种"易地"保护，让植物物种在其栖息地以外得到了保护和发展。 2011 年公布的数据表明，大约 24667 种植物被保留在了中国的这些植物园内，其中大约 80% 的品种为原产于本土。 此外，到 2011 年，也已经对约 1/3 的具有商业用途的植物种类发展出可持续的栽培系统，同时，植物保护课程也已经进入了中国的学校教育体系。

在《中国植物保护战略》和其他中国植物保护方面的共同努力下，中国的本土药用植物物种正在走向可持续发展的未来。 进入地方和国家保护的植物名录还在不断增加，这不仅确保了几十年来丰富多样的植物物种，也会为国家和人民的经济繁荣带来必要的资源。

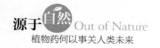

　　以下章节将从人类与自然关系的重要性，以及这种关系如何最终承载起人们对植物药的发现以及植物保护等多个方面，提供一个全球视野上的介绍。 很多讨论的主题，都与中国的天然产物药物发现和植物保护相关。 我很荣幸能有机会与中国读者来共同分享这一工作。

Kara Rogers

序 言

（Prelude）

　　我朝三角帆的右舷瞥了一眼，眼前另一排五英尺高的海浪朝我们汹涌席卷而来。 我将身体向水面微微外倾，以维持小舟的平衡。 时速将近30海里的海风把帆鼓满，开始推动着船向前滑行。 我将身体挺直，感受着此刻迎面而来的清冷海风。 我回头朝船尾看了一眼，看到了我的丈夫杰里米（Jeremy），他同样将身体向船外倾斜，几乎紧贴着水面。 须臾之后，狂风渐止，小船也逐渐变得平稳。 随后波浪袭来，凛冽的海水拍打在我身上，冰冷彻骨。

　　太阳早已消失在无尽的灰色荫翳之间，呼啸的狂风已将这轻快稳健的航行扰乱，海面也泛起阵阵白沫。 海浪奔腾着远去，小船也从高耸的浪头滑下。 当狂风渐渐稳定时，我调整身体重心向船体靠拢，以求让船重新平衡。 当时，船大

1

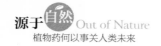

约在以 20 或 22 海里每小时的速度行进。 进入浪底之后，我已经开始准备迎接下一股浪潮。 水面波澜壮阔，在乌云翻滚的天空下无垠地伸展开来。 斑驳光线在破碎云层的投射下，海面的颜色随着海底起伏的丘壑发生着变化，蓝绿相间，瞬息万变。 年年月月，时时刻刻，海面似乎从未停止过它奇妙的变化，我们则驾着一叶小舟，在层层叠叠的波浪中穿梭。

"准备逆风航行"，我丈夫喊道。 "准备好了!"我回答道。 犹豫片刻之后，开始了 "逆风航行"。

我把三角帆的臂线从楔子中拔出，帆杆开始左右摆动。我尽可能灵活地爬到中央船板的另一侧，拉到对面臂线，并把它用楔子固定好。 半秒钟之后，我们被甩至船体顶部光滑的卷边上。 足带保护着我们的脚，我们用身体尽力保持着这艘在风中摇摆的 14 英尺长的船的平衡。 我回头看了看船的尾迹，对于这么小的一艘小船来说它显得有点大。 就在这个短暂的瞬间，我已经陶醉在海面和天空的壮阔不朽之中。 在我们身后的地平线上，海面和天空紧紧相贴，波澜壮阔。 随后，我把注意力转向了南方，将目光从左舷重新聚焦在地平线上。 南方的天际线是芝加哥林立高楼的轮廓，而密歇根湖远远看上去就像是一个微型海洋。 只要贴近岸边，来回正侧航行，我们的情感就会被两种截然不同的氛围交替占据着：一边是无垠大海所带来的孤寂与疏远，另一边则是置身于有着百万人口的全美第三人口稠密城市时所感受到的喧嚣。

我最喜爱的便是驶离文明的那个时刻。生活在如此众多的人群中间，寻求独处的愿望是那么强烈。城市，因便利而让人神往，而我却喜欢把它想象成是一个被有序控制的混乱中心。在工作日，人们奔涌进它的心脏，而到了周末，人们则流连于公园，同时也将时间耗费在路途上，从甲地奔往乙地。在城外郊区，则排布着一座座的房屋，修剪整齐的草坪，每个车道上都有一辆 SUV 或者小货车。美国的郊区充斥着诸如塔吉特百货、沃尔玛超市、Bed Bath & Beyond 等这样的令人着迷的消费地标。生活在像芝加哥这样的城市，你会发现其实最现代的地区相对而言往往都没什么特点。城市外围的居住社区，就像在洛杉矶、休斯敦、凤凰城、巴尔的摩，和大多数其他美国城市一样，都是在不懈追求"美国梦"的人们的缩影。而很多美国郊区之外的土地，则被专门开垦为田地和牧场，种满了一片片作物，圈养着一群群牲畜，我们称之为美国乡村。周围堆满了农业机械的农舍，则坐落在数百英亩的农田中间。那农田，时而涌动如海，时而宁静似湖。

而农郊之外，存在着大量的荒野。这里是美国野性的

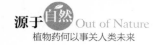

所在，它包括许多相对未开发的峡谷、高山、草原和森林。在美国，大部分的荒野都已通过设立国家公园和保护区等方法被保护了起来，现在已经都成了主要的旅游胜地。 从印尼、东南亚到中南美洲的许多国家，都有类似的荒野，它们具有广阔而丰富的生态系统和地貌，包括热带雨林、稀树草原、沙漠以及绵延横亘的山脉。 许多地区都拥有丰富的生物多样性，其特点是它们包含的物种数目巨大，种类繁多。并且，其中可能还存在大量尚未明确的植物、昆虫和其他生物。

　　每次远离城市，来到宽阔的水域，我总要忍不住去想：在 10 年或者 20 年后，这些湖泊将变成什么样子？ 面前这片波涛汹涌的水面，到那时是否还像现在一样变幻无常，野性十足，还是会在水中看到塑料袋和易拉罐闪烁其间？ 密歇根湖并非没有见识过人类活动带来的破坏。 这片湖水，几十年来就一直饱受着来自农场和城市的污水、由机动船带来的污染，以及外来入侵物种譬如斑马贻贝所造成的破坏——它们覆灭了生态系统中的原生蛤种，同时肆虐破坏电厂以及城市用水系统。 而密歇根湖的苦难，仅仅只是北美五大湖的小小缩影，在长达一个半世纪的岁月里，这样的破坏已经造成了湖泊生态环境的永久改变。

　　生态学家们才刚刚开始了解如何量化以及精确预测这种

剧烈而快速变化所带来的长期后果。　他们所研究的模型对象，是由于人类活动（包括砍伐森林和引进外来物种等破坏）而濒临毁灭的地球生态系统。　在保护过程中，他们所面临的最大挑战之一，在于从经济层面上描述生态系统。　斑马贻贝入侵五大湖而造成的损失，是经济考量中的一个重要研究案例。　人们为了重建取水系统以防止贻贝堵塞，清理岸边贻贝，以及处理其他与贝类有关的问题，已经花费了数百万美元，并预计在未来几年还将耗费周边地区数十亿美元之多。

　　然而，更难预测的是物种的灭绝到底会引起什么样的经济与社会影响。　栖息地的破坏必然会导致生物多样性的减少，从而在整个生态系统产生连锁反应，最终会给捕食者、被捕食者和媒介动植物种群造成巨大的而且也许是不可逆转的影响。　栖息地的丧失和物种的灭绝同样也影响着我们大家。　我们珍视自然的美学价值，并且在探险自然的过程中消遣时光，放松心情。　某个自然区域中动植物种类的减少，将会大大降低这些地区的审美价值。　但更加复杂的是，某些物种的消失会给人类社会的运作、人类健康，以及医学方面带来影响。　其实，我们的日常生活和身心健康，是与自然环境的良好状态紧紧交织在一起的。

　　在这个平衡关系中，常常被忽略的因素是：地球的生物

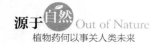

多样性下降以及一些物种的灭绝所带来的对医学方面的影响。 动植物的灭绝代表着它们潜在医用价值的湮灭。 大部分新药都是仿照自然界中发现的化合物进行合成的。 而其中，许多天然化合物往往来源于植物。 但在过去的十几年里，新的药用分子的发现往往依赖于化学合成的办法，而这种方法所能成功研制的药物，相比人们以往的预期，已越来越少。

天然产物的开发是药物研究中的一个重要领域，它与其他药物开发一样，会产生可观的效益。 同样，自然保护作为一种相对便宜的投资，人们也会从中获益。 但是，其巨大获益往往需要假以时日才能慢慢体现，而不是一个季度或者一年就可以看到。 另外，它所带来的获益往往非常抽象，不可能简单地通过市场走势图得以体现。 因此，自然保护经常被认为只有极有限的经济学意义。 即便如此，生态系统为我们提供了生物量、土壤维护和美学价值，以及其他根本无法估算的价值等等，这些真正的价值远远比目前我们社会所估计的要高很多很多。

自然是一个充满鲜明对比但又和谐共存的世界，我们出于本能被它吸引。 我们竭尽全力去欣赏自然，并重建我们对自然的体验。 植物，组成花园，也为城市平添美景，并在那些让我们心驰神往的自然景观中扮演重要角色。 在野外环境中，在它们的自然家园中，植物赋予土壤以生命，为动物提供栖息地和庇护所，给世界带来美，给我们以艺术与精神上的启迪。但是，和很多动物一样，植物的多样性在下降。它们逐渐从野外消失，很大程度上却归咎于我们人类的活动。

物种的灭绝是我们现代人类与自然的联系断裂的表现。目前人为造成的环境破坏速度是惊人的。如果考虑到目前人类所能获得的资源的局限程度，我们也许会更加惊讶。然而，在个人、企业和政府层面上，对自然的看法其实存在着非常巨大的分歧。研究人员可能会支持那些保护自然环境的努力，企业可能会公开宣布他们对绿色技术的支持，政府也会制定法律来保护环境。然而，私人和联邦在自然环境保护方面的投资往往只是流于形式，只是想对公众的环境意识有所交代，其所作所为往往不足以有效开展工作以保护自然环境。

就自然环境保护这一层面而言，天然产物的药物开发能起到至关重要的作用，它也有保护原住民知识和文化的作用。原住民通常掌握着天然药物的知识，他们愿意并且也应该参与到天然药物的开发过程中来。然而，制药公司与原住民之间，就天然产物开发的事先同意与利益共享原则方面的协商，却往往是一个微妙的过程。因此，结果导致很多

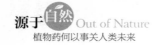

企业最终被排斥在了天然药物开发之外。 然而，有关"所有权"和自然保护问题，已成为药物开发进程中不得不解决的问题。 如果没有解决方案，那么能够治疗癌症和治疗人类那些最痛苦病症的药物，将永远只是停留在纸上的目标和想法。

从电力和汽车，到飞机、电脑和手机等技术的发展，使我们今天的生存比历史上的任何时期都来得更为容易。 但是，仅仅凭借技术本身，却并不能阻止其他动植物物种的灭绝。 我们必须重新与自然建立联系，因为它最终决定了我们的生存，并为我们提供食物和药品。 事实上，我们手上绝大部分用于治疗疾病的药物，它们最初的起源并不是来自人类，而是来自于自然。 从根本上而言，它们"源于自然"。

在编写这本书的过程中，我不断地被植物及其对我们的生活所带来的影响而打动。 我也希望，其他人在阅读这本书时会有相同的感触。

目 录
Contents

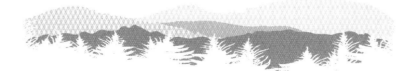

第❶章 植物与医药

(Plants and Medicine)

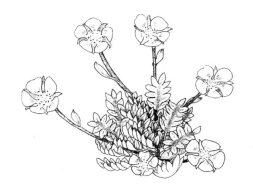

● 罗宾斯氏梅花
(*Potentilla robbinsiana*)

在 1992 年,美国食品药品监督管理局(Food and Drug administration,FDA)许可了一种名为紫杉醇(taxol)的药物,用于卵巢癌的治疗。随后几年,人们发现紫杉醇对其他癌症也具有治疗效果。到了 21 世纪早期,紫杉醇已开始被广泛地用于肺、胸以及头颈部恶性疾病的治疗。它挽救了许多生命,是迄今为止发现的最重要的抗癌药物之一。

但是,紫杉醇的研发过程却并非一帆风顺。事实上,紫杉醇从最早被发现到实现市场销售,前后耗费了将近 30 年的时间,并且多次险遭被放弃的厄运。从太平洋西北部的温带雨

1

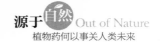

林来到深受疾病折磨的病人床边,紫杉醇作为药物的成功研制,源自人类对未知的不断尝试、对失败的毫不气馁,以及对成功的沉着冷静。过去的半个世纪中,紫杉醇的研制与自然的关系总是颇多变数,时而积极且充满希望,时而又是消极绝望,甚至是愤怒。作为一种新开发的药物,紫杉醇的研制经历无形中反映了当下真实而令人进退两难的困境,即药物研发与环境保护的对立。换句话说,拯救人类生命的代价往往是牺牲自然。

紫杉醇的故事开始于 1962 年。那是在美国历史最悠久的吉福德平肖(Gifford Pinchot)国家森林公园中的一块坡地上,供职于美国农业部(USDA)的植物学家亚瑟·巴克利(Arthur Barclay)进行了研究太平洋紫杉树的工作。这次历时 4 个月之久的实地考察的一个重要任务,就是收集这种短叶红豆杉(*Taxus brevifolia*)样本。在八月温暖的一天,巴克利和同行的三个研究生来到了临近圣海伦斯山(Saint Helens)山脚的森林中收集树茎、果实和树皮。几天后,巴克利将干制标本运回了位于美国东部的农业部办公室。随后,他们希望从样品提取物中筛选出可能用作药物的新化合物。在初期的测试中,这种太平洋红豆杉树皮表现出了诱人的应用前景。

1964 年,巴克利再次来到平肖国家公园,并且在森林中收集到了将近 30 磅的短叶红豆杉树皮。这些样本再次被送到了美国农业部总部。同时,这次的样本也被进一步提交到了美国国家癌症研究所(National Cancer Institute,NCI)的一个名叫门罗·华尔(Monroe Wall)的科学家的手中。他正在研究已经从短叶红豆杉中初步分离出的紫杉醇这种化合物。当时,华尔是位于加利福尼亚北部 Triangle 学院的一名新研究者。在从事这份工作之前,他曾在美国农业部从事过协助分离植物中化合物的工作。作为一名拥有出色能力的医药化学家,他还是少数几名擅长分析化合物结构和活性的学者之一。因此分析紫杉醇的重任就落在了他的肩上。在确定紫杉醇的抗肿瘤特性过程中,华尔和他的同事曼苏赫·瓦尼(Mansukh Wani)还努力尝试去阐明该化合物的结构。1971年,他们终于发表了关于紫杉醇的化学结构和抗肿瘤特性的科学论文。随后,他们开始准备将手上的工作移交给国家癌症研究所的其他科学家,以期能够进行动物实验。但是此项研究却在此时戛然而止。

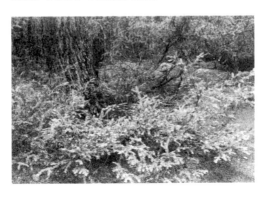

● 太平洋紫杉幼苗
(*Taxus brevifolia*)。
(摄制:Jeremy D. Rogers)

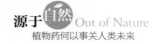

　　由于该化合物结构的巨大复杂性使研究工作变得异常困难。然而，更大的困难却在于华尔从每 30 磅的树皮中只能提取到仅仅半克的紫杉醇。由于提取的难度和天然原料供应的限制，美国国家癌症研究所不得不终止了紫杉醇的研究。不过，人们对这种化合物的好奇心却依然存在，因此，一些科学家还在坚持继续研究其抗癌特性。在 1979 年，一份描述紫杉醇对癌细胞作用及其机制的研究报告，重新燃起了人们对这种化合物的兴趣。期间，纽约爱因斯坦医学院的研究员苏珊·霍维茨(Susan Horwitz)最终发表了此项工作的突破性研究报告。

　　在华尔、瓦尼和霍维茨的工作之前，人们对太平洋紫杉(短叶红豆杉)及其同属红豆杉属(*Taxus*)植物的药用价值并不了解，但是太平洋西北地区的土著人——钦西安人(Tsimshian)却对其有独到的见解。钦西安人以及其他美洲西北海岸土著民族利用太平洋紫杉树的历史非常悠久，他们经常将太平洋紫杉树制成独木舟和家具。除此之外，钦西安人还特别了解太平洋紫杉树的药用功效，这远远早于美国国家癌症研究所的研究人员。他们利用从太平洋紫杉树皮中提取的药物来治疗多种疾病。但最令人惊讶的是，钦西安人似乎已经能从太平洋紫杉树树皮中提取专门药剂用于癌类疾病的治疗。当然，这种治疗是否真正有效尚不清楚。

　　太平洋紫杉是一种生长缓慢的树种。一棵树木从成熟到收获紫杉醇阶段可能需要长达一个世纪的时间。这比我们大多数人的生命都要长，这也基本和现代制药业存在的时间相当。与此同时，一棵太平洋紫杉只能提供非常有限的紫杉醇，这就意味着该药的价值被其天然来源的获取途径所牢牢限制。尽管如此，在 1980 年代，由于紫杉醇突然之间被视为一种神奇药物，太平洋紫杉的树皮被人们毫无节制地剥了下来，好像它是取之不尽用之不竭的，没人关注对它们的保护。而收获太平洋紫杉的树皮就意味着树木的死亡，因此从树木消失的速度来看，并不需要多长的时间，这种树木就会完全灭绝。

人们的砍伐严重威胁到了太平洋紫杉的生存。特别是当太平洋紫杉树被不断地在那些著名古老森林的野生生物栖息地或者有环境学家活动的区域遭受砍伐的时候，太平洋紫杉树所面临的处境引起了人们的强烈反应。例如，西北地区古老森林中的太平洋紫杉树和其他树木，是一种濒危的北方斑点鸮的重要栖息地。1990 年，北方斑点鸮（*Strix occidentalis cattrina*）被列入受保护的《濒危物种法案》（Endangered Species Act）。自此，这种猫头鹰栖息地的所在地，华盛顿州和俄勒冈州的国家森林，开始禁止伐木企业涉足。

当然，利用森林和保护森林之间的斗争在西北部并不是什么新鲜事。而关于是应该保护土地，实行休林政策以满足林业的持续发展，还是应该开发土地以备他用之间的辩论历

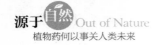

时已久。自然学家约翰·缪尔（John Muir）和美国林业巨头吉福德·平肖（Gifford Pinchot）就是这两方意见的代表人物。缪尔倡导联邦保护森林，特别是在美国的北太平洋沿岸区域。平肖则争辩认为森林是可持续利用的，而这往往是一种袒护伐木产业的观点。在 1990 年，北方斑点鸮及其栖息地开始受联邦法律保护。这一举动，虽然使缪尔感到高兴，但却着实激怒了伐木行业。

"癌症与猫头鹰"的争论在整个西北部的许多社区中蔓延了开来。什么更重要：挽救人的生命，还是保护一种物种免于灭绝？即使是最狂热的环保主义者，如果他们的亲人罹患癌症，他们也会发现自己很难对太平洋紫杉树的砍伐持反对态度。幸运的是，有一种方法可以有效地规避该问题。猫头鹰的生存的确取决于紫杉类树木和古老的栖息地。但是，另一方面，紫杉醇的获取不一定要依赖于对整棵红豆杉属植物的砍伐，化学合成为其提供了新的出路。在环境保护的巨大压力下，如果科学家们要继续研究并使用这种药物，他们就需要更多地了解这种化合物的结构，并最终找到一种方法来实现对它的人工化学合成。

然而在 1980 年代初，人工合成紫杉醇的化学反应，即使只是其中的一小部分，也几乎是不可能实现的。在法国，安德鲁·格林（Andrew Greene）和皮埃尔·庞蒂尔（Pierre Potier）研究了多种红豆杉属植物的叶片。他们的研究表明，实验室中可以人工得到紫杉醇合成反应中的前体。但是，这个反应非常低效。在 1980 年代末，美国科学家罗伯特·霍尔顿（Robert Holton）人工合成了紫杉醇的近似化合物紫杉素（taxusin）。这一发现使他随后能够通过半合成技术得到紫杉醇，这一方法比格林和庞蒂尔的方法更为高效。霍尔顿工作的公开，确实恰逢其时。此时，美国国家癌症研究所正在为得到更好和更多的紫杉醇药物而承受着巨大的压力。但是，这反过来又进一步加剧了对紫杉树的采伐需求。随着 1992 年紫杉醇被批准用于卵巢癌的治疗，霍尔顿进一步改进了他的合成技术，在成本尚可接受的情况下，实现了从可再生的红豆杉属植物条形叶中提取紫杉醇初始原料。这一进步显著地缓解了对红豆杉属植物进行砍伐的需求，同时可以得到比太平洋紫杉树树皮提取物更优质的紫杉醇。尽管对紫杉醇的完全人工合成似乎永远无法达到，但是考虑到原料的成本和合成的复杂性，使用其条形叶部分合成紫杉醇可以挽救被过度砍伐的太平洋紫杉树，同时至少能够消除对北方斑点鸮栖息地的威胁。

紫杉醇和太平洋紫杉的相关故事，已经以多种形式在学生们的药学课程以及关于环境问题的公众会议上讨论多次。这一故事非常重要，因为无论是希望保护太平洋紫杉和猫头鹰栖息地的环境学家，还是希望更高效生产紫杉醇的药物研究者，都取得了各自的成功。这是药用植物的一个难得的胜

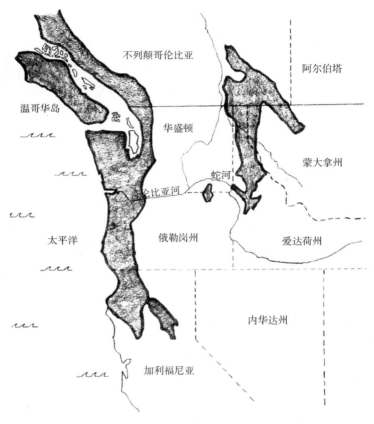

● 太平洋紫杉（*Taxus brevifolia*）的原始栖息地（灰色阴影部分）。（数据来源：美国农业部）

利,它代表了药物发现与环境之间关系变化的一个重要转折点。

像紫杉醇之类的药物,它们是人类与自然之间的桥梁。在现代社会,我们很容易忘记过去我们是如何与自然紧密地联系在一起的。在日常生活中,我们花费大量的时间和科技产物打交道,于是我们发现自己越来越多地待在室内,而不是在野外的自然中。现如今,我们生活的重心不断地朝技术方向转变,在某些情况下,这些变化也许并不是很好。由于电视和互联网的奴役,放松自己的时候,我们很容易把探索自然的重要性抛诸脑后。我们的年轻一代已经开始感受到了这种以室内活动为导向的生活方式所带来的一些副作用。例如,发达国家中 1/3 的儿童患有肥胖症,他们过着温室中的生活,他们住在有暖气和空调的房子里,一旦生病就马上能够得到相应的治疗。然而,当孩子们在玩耍中弄脏自己,或者自由地身处自然,却常常因为有可能感染一些诡异的疾病,被人们认为是一种潜在的危险行为,而不被视为是一种学习的机会。

随着我对人类与自然的关系以及人类对技术的热情程度越来越感到好奇,我开始对药品感到了疑惑。在我们生活中的某个时刻,几乎我们每个人都使用过药物来预防疾病,或恢复和维持我们的健康。但我们对现代药品又有着奇怪且相悖的看法:人们在不信任医药行业的同时,却又不得不依赖于他们所生产的药物。

药物是现代常规医学的核心,同时也是替代医学和传统医学的重要组成部分。这三种医学体系从很早就开始各自独立发展,有着各自独特的渊源和观点。但如今,由于三者同时被自然环境岌岌可危的未来联系在了一起,它们的关系更加密切了。自然栖息地的丧失和野生药用植物种群规模的缩

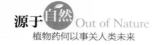

小,已经减少了可以用于疾病治疗的物种的选择。同样地,药物研发的现状也是相当脆弱,特别是流水线式的制药方式而使药品缺乏了相应的多样性。药物的开发,正如生物系统一样,多样性对它们的生存至关重要。

医药行业生态系统的一个重要特征就是:制药公司需要开发出独特的、享有专利的化合物。通过专利享有的利润,可为进一步的研究投入以及更多化合物的研发提供资金。因此,利润与专利必须齐头并进,现在看来,似乎制药业对于在遥远未来的任何潜在的药物都已申报了专利保护。

但用于确定"潜在"的化合物的指标似乎却已被严重扭曲了。天然产物的发现工作主要集中在学术界,那里的研究人员负责解答新发现的化合物的相关基本问题。鉴于基础研究耗时且昂贵,制药公司一般不太可能长期承担基础研究。因此,他们通常是与学术界保持合作,吸收消化新的化合物,并把最有前途的几种尽快地推入临床试验流程。在某些情况下,为了最大限度地降低成本,药物的研发被人为加快,而来不及对其作用机制进行深入的研究。事实上,关于药物如何在人体发挥其治疗作用的知识,在药品批准授权过程中并不是必需的。药物只需要被证明有明显的治疗效果,并有较小的副作用。然而,药物如何在细胞和分子水平起作用的研究,则可以为疾病中的细胞功能障碍提供有价值的信息,并且解释药物的药效与毒性作用。因此,即便是在药品获得批准授权之后,还会有大量的精力投入到这种细胞和分子水平的药物作用机制研究之中。

药品从研发到商业化生产的过程已经被反复修订,因此现在每家公司都可以专门定制相应的工作流程以及所需的相关材料,来通过诸如 FDA 的药品批准授权。FDA 在药品审批过程中一直奉行高标准的要求,尽管在 20 世纪 90 年代中期和 21 世纪初曾有所松懈,但在遭受了一段时间的激烈批评之后,FDA 恢复了强制制药企业执行严格的药物审批标准。也就是说,药物必须要通过那些审批关卡才能最终面市。药物的研发永远是一个成本和收益博弈的过程。从已经存在的药物中得到化合物,完全有可能会使其利润远远大于研发的投入。为了让最终获取的利润最大化,排他性和加快研发速度是药物研发中永恒不变的主题。在这个过程中,最大的牺牲者可能就是那些完全创新的潜在药物,也就是对那些全新的化合物的探索,而这些化合物则往往正是能够解决我们所面临的最为迫切的疾病问题的答案之所在。

近年来,一些制药公司享有专利并正在生产的药品面临专利期限即将到期的问题。2011—2016 年,因为失去专利保护,预计将有约 2550 亿美元市场销售额的药物利润会消失。这让企业争先恐后地开始寻找新的药物来替代这些曾经带来巨额利润的药物。虽然也有新的药物,但是一般只是利用修饰后的化合物来替代旧的化合物,而具有全新核心结构的化

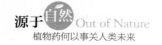

合物却是非常罕见的。作为一种替代的解决方法,一般是寻找已经上市的药物的新的应用。

在所有生物医学的研究中,药物的研发是最为耗费金钱和时间的,而更困难的是,这些方面的研发费用仍在逐年递增。在 1976 年,用于每种新药研发的平均投入总数是 5400 万美元,包括药物筛选、生化分析、动物实验和针对人的临床试验。至 1996 年,每种新药的研发投入猛增到 5.4 亿美元,2001 年再次增长到了 8 亿美元。到现在,一种全新的药物从发现到投入市场则需要花费至少 7 年和超过 10 亿美元的费用。支出增加的主要原因是 1990 年代开始执行更加严格的审批规定,迫使制药企业需要在临床试验中花费更多的资金,以便为药物的安全性和有效性提供最为有用的信息。

但是,这些年,制药企业投资在商业药物的资金所能获得的收益正在逐步萎缩。许多候选药物在生物活性筛选阶段就被淘汰。只有那些通过筛选的化合物才能进入临床试验,这就进一步缩小了范围,然后大部分药物由于副作用过于危险或是其发生过于频繁而被进一步淘汰,最终只有很小一部分可以得到联邦层面的批准授权。该行业也面临着其他也许更令人头疼的问题,如药物生产链的断裂等等。其中的许多问题都会影响到药物的研发,这也只能主要依靠制药理念和生物技术的进步来解决。

药物研发有多种模式。大多数制药公司研发的药品具有广阔的市场,能够惠及大量的人群。这些特效药能够在一年内为制药公司带来数十亿美元的收益,使制药公司蓬勃发展。但是,特效药的种类十分稀少。为了找到它们,许多公司已经开始依赖于精心计算的方法去设计药物,这些药物能够靶向作用于细胞的特异性分子,特别是某些单个的基因和蛋白。它们往往是引起一些如肺癌或慢性神经疼痛等特殊疾病的关键。对于其中的一些药物,基因检测可以表明患者是否以及如何对药物做出反应,而这反过来又促使了个性化用药的趋势。通过这样的方法,医生在每个人的不同基因基础上,就可以制定出对病人最为有效的治疗策略。

在对患者进行治疗的最佳治疗方案中,个性化医疗是成功治疗的顶峰。但是对于制药公司而言,量身定制的药品并不能像传统药物治疗那样盈利,甚至可能要比传统方法研发的药品更加昂贵。个性化药物都需要由每个病人自身的诊断测试来确定这一药物是否适合用于治疗,因此这也就增加了个性化药物的研发费用和风险。为了满足这些需求,许多制药公司都不得不与生物技术公司合作,或者建立自己的诊断研发分支机构,但是研究进展一直比较缓慢。然而另一方面,基于基因匹配的个性化药物的真正目的,并不仅仅在于提高疾病治疗效果,而是更加看重对于疾病的预防。一旦应用于疾病的预防,个性化医疗就可以拓展到病人以外的健康人这一巨大市场。长远来看,预防性的工作能够减少人们突发疾病的发病概率,从而在总体

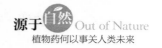

上也可以节约数十亿美元的医疗开销。

但是,个性化药物的发展仍然也备受争议。不仅仅是因为与发展相关的开支,即卫生保健提供者和消费者支出的增加,而且还因为这些药物将只针对特殊选定的人群有效,其他人就会对适合他们自身的个性化药物何时才能投入应用的安排产生怀疑。此外,随着越来越多的公司开始面向特定人群进行药物开发,对于面向大部分人群普遍有效的药物的研发兴趣就会相应减少。抗生素、抗病毒药物、疫苗和其他广泛应用的药物是全世界力图开发的药物种类,但是它们却往往不是私人制药公司的兴趣所在。这些种类的药物必须具有较低的制造成本,使世界各国都有能力购买。同时,它们必须能够可靠地工作,使疾病在蔓延升级到流行或者爆发流行之前就得到有效的遏制。综合考虑这些方方面面的因素,我们不得不面对一个严峻的问题,即由于新型抗菌剂的缺乏,我们抵抗世界上最常见的传染病的能力甚至都将完全消失。

药物的多样性是非常重要的,不仅在于它们各自的化学结构各异,也涉及它们所面向的人群各有不同。例如,一些常用的能够挽救许多人生命的处方药物,对有一些人却可能具有致命的毒副作用,这就需要对其进行替代。一个常见的例子就是青霉素过敏引起的过敏性休克。如果不是因为非青霉素衍生抗生素的发展,那么就根本没有办法来治疗那些青霉素过敏人群的细菌感染。但是,如果从 21 世纪的第一个 10

年进入市场的药品来看,药物多样性无疑是萎缩了。同时,药物发展的"单一化"现象也加剧了这种药物多样性的缺乏。某些药物研发过程基本上只是引进细微的化学修饰,即稍微改变旧药的活性,从而形成一个药物种类家族。这种策略曾经在药物研发中得到过较好的效果。但是,近年来,它已经成为我们研发"新药"的一种基本机理。这个"新"就只是意味着做了微小的化学修饰改变,但药物主体的核心结构却基本没变。因此,这些"新药"的应用基本都还被限定在与原来药物相似的范围,最终危及我们对疾病的抵抗能力。在自然界,一个明显的相似例子是依靠单一类型的植物作为食物来源。基因相似的植物在大面积种植时容易同时遭受疾病、干旱或其他因素的破坏。虽然有些年份可能会大丰收,但只要其中一年有灾害,就会造成农作物大面积的歉收。

20 世纪中期,科学家们致力于从自然界中寻找新的、不同的化合物,他们第一次体验到了现代药物研发的大起大落。在 20 世纪五六十年代发现的一些化合物被送入实验室进行研究,并且有一些还进行了临床试验。很多早期的研究人员除了出于对科学研究的好奇,同时也希望能够从这些化合物中发现治疗世界上各种疑难杂症的有效药物。对于后者而言,在随后的一系列研究中,科学家们取得了重大的进展,一些在此期间出现的药物,例如青霉素和抗结核药异烟肼,大大减少了人们由于这些疾病所遭受的痛苦。但有趣的是,在此

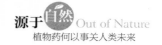

之后就再也没有发现其他新的特效药。财力投入固然重要，但它不是推动药物研发的唯一力量。

在那个时代，大多数药物的研究都是在大学的实验室或政府的研究机构中进行的。科学家们开展了大量的大型筛查项目，对各种不同的物质进行了探究，并确定了一些具有真正潜在药物研发价值的化合物。但是，通过对每一个潜在化合物进行研究，科学家们发现许多化合物对人类疾病并不具有显著治疗效果，或者是受限于当时的技术手段还不能对其进行良好的研究。最后，自由的科学探索被终止。事实证明，通过大规模的筛选而得到有效药物，代价过于昂贵。在美国，美国国家癌症研究院的初筛方案——"发展疗法计划"于20世纪50年代开始实施，但是由于预算削减导致研究进程受阻，最终于80年代宣告失败。关于药物研发十分耗时和昂贵的这一事实，在经历很长一段时间后，终于被人们所接受。当项目缺乏资金投入时，研究人员分离和确定化合物活性的兴趣和激情也就随之冷淡下来。因此，必须催生一股强大的力量来推动化合物从实验室进入到药房的进程。事实证明，这股力量就是私营企业，特别是大型制药企业。

当政府支持的药物研发项目消失的时候，私营公司开始接棒了。随着商业药物的研发和投入市场，药物研发的目标发生了根本性的改变。如今，药品就是商品，一切都被归结到了成本和利润之间的平衡。制药公司与不断增长的成本做斗争,包括多因素引起的研发和生产成本的突然增长。在这些因素之中,技术就像老鼠中间的大象,显得尤为重要。制药业需要应用多项技术,大量的时间和精力都被花费在了这些技术的实施和优化过程之中。在过去的半个世纪内出现的技术中,有些是比较具有革命性的,包括组合化学、自动化的样品处理和筛选技术、基因组学。这些技术代表了与过去技术的背离,这么说还是说得轻了,更加准确地可以说,它们已经从根本上对药物的发现进行了革新。

20 世纪初,药物研发完全依赖于从生物资源,如从植物、动物,以及微生物中鉴定和分离新的化合物。随着科技的进步,这些化合物可以成为后续生产合成和半合成的先导化合物。在大多数情况下,与天然存在的化合物母体相比,合成得到的新的化合物往往被设计得更加强力有效,也更加安全和利于市场化应用。

单一的天然化合物往往能引导生产出多种新的化合物,例如青霉素的发现,以及随后的甲氧西林和其他相关抗生素的合成。青霉素的发现和它在医学中的应用,也反映了存在于科学中的一个真实因素——偶然发现。在 1928 年,苏格兰科学家亚历山大·弗莱明(Alexander Fleming)偶然地发现了一种从特异青霉素霉菌(*Penicillium notatum*)中分离物质的抗菌效果。1941 年,在给《英国医学杂志》(*British Medical Journal*)的信中,他坦诚这是一个偶然的发现。他在信中描述道:"这是一

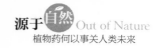

个事实,关于这个物质的所有工作都源于培养板青霉孢子的意外污染,在报道相关工作的第一篇论文中我给出了这块培养板的照片"。

弗莱明凭借一个诀窍帮助他偶然获得了那些不朽的发现。在一些人看来,他是一个喜欢捣鼓的发明家,认为值得花费时间去探索一些可能没有结果的实验,做一些其他科学家会认为是可笑的事情。但在另一些人看来,他只是幸运而已。他对科学开创性的贡献,似乎是以上两者结合的结果,尽管是捣鼓捣鼓,直觉和好奇心毫无疑问地结合在了一起,偶然之间成就了他的发现。1921 年,在实验室工作时,他无意中将细菌培养液沾染了他自己的流行感冒鼻涕。尽管他知道细菌培养板已经被污染,他还是决定保留观察,而不是把它扔掉。这导致他发现了溶菌酶,一种由人体产生的在抵御细菌感染中起重要作用的酶。了解这种酶的存在,为人体免疫系统的研究打开了一扇新的大门。今天的科学家们仍在继续研究溶菌酶,特别是在癌症、感染性疾病和自身免疫性疾病的相关领域。

弗莱明发现了溶菌酶是一个巨大的成就,而他发现的青霉素更是改变了世界。青霉素的最终医学价值是由牛津大学的科学家霍华德·华特·弗洛里(Howard Walter Florey)和恩斯特·鲍里斯·钱恩(Ernst Boris Chain)共同实现的。他们在 1930 年代从霉菌中最终分离和纯化了青霉素,完成了一个弗莱明自己无法实现的壮举。1940 年代早期,美国科学家玛丽·亨特(Mary Hunt)发现了另一个青霉菌属 *P. chrysogenum*，能够产生比 *P. notatum* 多两倍的青霉素，使青霉素能够开始商业化生产。亨特的发现，据报道源于在第二次世界大战爆发前从欧洲移居美国的弗洛里以及他的一位名叫诺曼·希特利(Normen Heatley)的同事的启发。他们带来了他们自己的 *P. notatum* 培养株。美国科学家那时正在尝试提高青霉素的产量，却因为发酵罐中霉菌的干扰，往往难以生长到足以产生足够药物底物所需的生物量。亨特当时在伊利诺伊州皮奥瑞亚政府支持的北方地区研究中心工作。当地正在大规模地生产青霉素。因此，她尝试能否从水果和蔬菜中找到其他种类的青霉菌(*Penicillium*)。事实上，她做到了。她的智谋和果断是令人敬佩的，因为她的努力，大规模的青霉素药物生产及时地赶上了战争的需要。

青霉素的发明，注定就是一磅重型炸弹。第二次世界大战中，它首先被使用在了士兵身上，随后便进入了普通人群中，并被广泛使用。不管收益有多少，青霉素的发现是卓越的贡献，因为它标志着抗生素革命的开始。这在药物发展史上是一个崭新的开端，我们从此开始可以用药剂的力量在全球范围来治疗致命性的或者以前无法治愈的细菌性疾病。但是，就在公众使用青霉素没有多久之后，耐药性细菌开始初露端倪。药物结构多样性是防止耐药菌问题的关键，但这在当时只是刚刚开始意识到的。

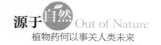

1930 至 1960 年代期间,科学家们对化合物的化学结构已经有了更多的了解,并且不断设计出新的物理化学方法,因而可以更容易地确定化学物质的原子和分子的排列结构。同时,生物化学也有重大进展,科学家们对细胞和分子如何实现功能以及相互作用有了更加深入的了解,能够更加准确地测量化学效应对人体和细胞的作用。这些进展促进了第二代抗生素的产生,例如甲氧西林。这是一种在 1950 年代末期被开发出来应对青霉素耐药菌出现的半合成化合物。虽然 60 年代也开始出现了对甲氧西林的耐药菌,导致其被停止使用,但它的出现点燃了人们对合成药物研发的兴趣。

20 世纪合成药物的研发事实上开始于德国化学家弗里德里希·维勒(Friedrich Wöhler)的工作,在 1820 年代,他合成了一种突破性的产物,源于动物蛋白的尿素。维勒的发现导致了化学合成科学的快速进步。一个世纪以后,德国科学家保罗·埃尔利希(Paul Ehrlich)与日本科学家羽田佐八城(Hata Sahachiro)利用氧化砷合成了一系列的化合物并验证了它们对梅毒的治疗效果。他们的工作让胂凡钠明(arsphenamine)成为第一种从另一种化合物(氧化砷)人工合成得到的化合物。埃尔利希的工作是首先通过合成步骤来预期化学物质的变化,而后再通过实验验证新化学物质的生物活性,这种方法奠定了现代药物研发的基础。根据这种策略,化学家们可以构造出大量不同的化合物。埃尔利希的工作给药物研发的总体思路带来了革命性的变化。千百年来,人类都依赖自然实体作为药品的来源。一直到 20 世纪初,人类用于治疗疾病的大部分药品还是来自于植物。

药物发现工作被化学合成所替代是一件相当新鲜的事,确切地说是开始于 1920 年代和 1930 年代。当时,科学家们研究从植物中分离的这些化合物的化学结构,并试图通过合成的方法重现(或者重构)这些结构。科学家在天然化合物的不同结构位置上加入不同的取代基,由此产生了许多衍生物。所有这些衍生物都具有和天然化合物相同的基本分子结构,因此,它们都属于同一类药物。这些新的衍生物在实验室被测试,以验证它们是否能表现出抗菌效果,并确定是否具有其他生物活性。

某些类型的抗微生物药物的天然化合物与合成衍生物在基本的分子排列上有着明显的相似性。因此,一旦微生物对其中一种药物产生了耐药性,那么就会对这一类所有药物都产生耐药性,因而需要一些原创性新药来不断增加抗菌药的种类。植物和其他生物是抗微生物物质的重要来源,因为它们会自然地产生化学物质来杀死特定的天敌,包括细菌、真菌和原生动物。而这些天敌也正是人类微生物病原体的一些主要类群。

也许,在创新型药物的发现过程中,回归自然是必需的。但是,随着合成药物研发技术的发展,科学家们现在更多地依赖于他们在实验室的巧妙构思,而很少根植于自然,从中去寻找并发现全新的化合物。在 20 世纪,随着药物合成变得越来越复杂

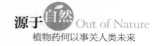

而精致,以及合成药物数量的巨大增长,造就了我们今天所知的制药业。药物文库出现了,里面的药物往往只是在原来发现的天然药物结构上做了微小的改变,同时药物的生物活性筛选也被加快了。但是,仍然只有很少几种化合物能经过筛选成为适合的候选药物,这和 20 世纪的情形一样,并没有发生太大变化。当一种化合物通过筛选并被确定了生物作用,随之而来的就是基于原来化合物的结构鉴定和新型衍生物的合成。

这种狂热的行动导致了多种重要药物的产生,其中就包括抗癌药物来曲唑(letrozole)和它莫昔芬(tamoxifen)、抗艾滋病药物齐多夫定(zidovudine)和他汀类的降胆固醇药物。制药业严重地依赖一系列技术去构造这些药物,尽管许多药物的核心结构仍是基于一些天然的化合物。然而,天然化合物的显著意义常常被与之相关的新技术的真正可用性所带来的刺激所消磨,我们开始坚信药物研发是一项完全在实验室内进行的工作,可以独立于实验室窗外的自然世界。

制药公司被要求进行理性的、高通量的药物研发。这是一种最快确定候选药物并生产这种药物以赚取利润的方式。但是我们在"先进"的药物研发过程中有多么严重地依赖于合成技术? 在改进药物研发方面,我们做出了大量的努力。在过去几十年中,药物研发所依赖的技术方法也非常被看重。但是,我们没有得到我们原来所预期的结果。组合化学和其他技术在增加药物种类上的失败,已经开始导致在药物研发中原创性新药和在商业市场上其他新药的缺乏。这个后果困扰着整个制药业。

从 1970 和 1980 年代开始，所有的工作都是围绕合成药物研发的改进而展开的。这就意味着很少有时间去关注从自然中发现新的化合物。自然似乎变得无关紧要。年长的科学家开始忽视自然化合物，而年轻的研究人员很少能够意识到药物开发与自然关联中存在的重要性，特别是在越来越多未被验证的新技术出现的情况下。这些新技术的出现意味着在实验室中需要进行大量的初步工作。这些工作往往导致在药物实际研发得到严谨的结果之前已经耗费了大量的时间。

实验室中安全和舒适的环境，让我们对人类健康产生了一种错误的观念，认为我们自己是离开地球上其他生物而独立存在的。但是，在 21 世纪，当物种发现作为一种有价值的行为被重新获得重视，科学家们也就开始意识到植物化合物和其他天然存在的物质才是十分有前景的医药来源。科学家们怀疑有许多来自天然产物的新型生物活性化合物还在等待我们去发现。的确有许多，仅仅是现在正在处理的化合物就多得让我们望而却步。测试成千上万种未知的化合物需要花费成千上万亿美元的投入，而科学家们根本就无法确切地预测这些物质能否被当作药物投入市场用于治疗。

科学家们疲于不断地将利润再次变成新的筛选工具和应用，很少有时间，或是根本没有时间，到自然中进行药物发现

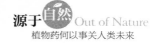
的探索。另外,对这种探索的资助也是非常之少。对许多公司来说,让研究人员外出研究稀有的植物和收集可能包含可用于治疗的化合物动植物标本在很多时候是没有必要的。这在一定程度上解释了为什么许多制药公司现在依赖于其他机构去发现新的天然产物用于药物研发。尽管这种追求验证最新技术的进步已经泛滥,但仍有一些学院派科学家筹得了资金去了诸如热带雨林或是生物多样性丰富的栖息地进行植物或植物化合物的研究。同时,很多国家也建立了政府资助的生物研究所,以使科学家们能够就近或深入研究和记录当地的动植物特征。制药公司可以购买或者共享这些新发现的植物化合物,来进一步研究它们作为先导化合物和商业药品的潜在可能性。

国际生物多样性合作组织(International Cooperative Biodiversity Groups,ICBG),受到美国国立卫生研究所和国家自然科学基金的支持,正在尝试将药物研发和对自然资源与传统知识保护联系在一起。而后者,植物医学的传统知识,正是可以把自然药物的发现和我们人类的历史关联起来。在历史上,那些推动人类行为、影响文明进程和人类思想的事件总是需要被强调。把人类多样性以及我们祖先的历史和传统考虑进药物的发现将具有深远的影响。

植物被作为人类药物和营养的来源已经有几千年的历史。大约2000年前,我们的祖先开始了从打猎和采集食物向驯养动物和种植植物的转变。种植植物,特别是粮食作物,是将我们人类社会的成员从基本生存束缚中解放出来的第一步。播种、生长和收获只需要一年中几个月的时间和精力。尽管还需要花费大量的时间去供养家人、建造房屋和其他生活事务,但是人类突然有了更多的时间去进行新的探索。许多人便开始走向了技术和艺术。对于技术而言,却并不是所有的社会群体都是在同一时期或以同样的步伐进步的。用今天的标准来看,有些社会群体根本就没有任何明显的进步可言。科学家贾雷德·戴蒙德(Jared Diamond)针对这种差异,在他的《枪炮、细菌与钢铁》(Guns, Germs, and Steel)一书中给出了一种看似最有可能的解释。他认为人类社会的文明和技术的进步,主要是受到这个社会所处的地理环境,以及相关的气候和自然条件的影响而决定的。

但是,植物对人类来说不应该仅仅只是食物的来源。它们是自然的恩赐。它们明亮的色泽和多变的形貌,让人感到饶有趣味,进而去观察和研究。同时,它们含有的复杂化合物使其成为治疗人类疾病物质的有效来源。在众多古代植物医药体系之中,起源于印度的阿育吠陀养生学和著名的中国传统医学是至今仍在被广泛使用的方法。印度阿育吠陀养生学,据说在3000年前就已开始出现,而中国的传统医学更早,在大约4000年前编写的传说和故事中就有记载,并拥有大约2500年的实用历史。在这些医疗体系出现之前,还有《亚伯斯古医籍》(Ebers Papyrus),它记录了古埃及医师所使用的草药。这份手

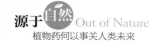

稿可以追溯到公元前 1550 年,被认为是现存最古老的医学著作之一。事实上,古埃及人的医学体系至少可以追溯到公元前3000 年,比印度阿育吠陀养生学早整整 2000 年。

在许多古代医学的早期体系中,植物和人类的关系在很大程度上都被认为是一种自然精神。阿育吠陀医学的历史,体现在印度教的神和圣人身上,它被用来减轻他们土地上的人们所遭受的疾病的折磨。拥有对生命和治疗知识的睿智神明,会将知识传给那些十分愿意帮助别人并且可能也会成为圣人的人。有些时候,这些圣人自己也会成为神。其知识的主体就是阿育吠陀医学。对阿育吠陀医学的最早记载,出现在印度重要的诗歌集——四部《吠陀经》上。每一部《吠陀经》都是口述的,即通过上一代对下一代的口口相传。诗集中有许多关于阿育吠陀医学的精神和自然的内容,有许多植物和人类的相关描述散见于不同的故事中。

《吠陀经》中的许多章节都能够证明植物对古代阿育吠陀医学的重要性。在一个场景中,一位医师对植物说:"你们是最重要的。"《吠陀经》也描述了多种人类疾病,包括水肿、麻风、咳嗽、发烧、痢疾、疟疾、皮肤病和心脏病。同时,它的内容将一些自然世界也带入了超自然的境界。《吠陀经》的一些章节相当有趣,体现了很多对人类疾病的深入洞察力。

其中,《阿特巴拉河吠陀经》(Atharva Veda)中就有关于植物用于被今天称之为麻风病的疾病的治疗的诗句。但直到最近,才有科学家确认麻风病实际上是一种古代就已存在的疾病。在印度西北部拉贾斯坦邦的 Balathal 考古挖掘中发现的一具 4000 年前的人类骨架中,发现了古代人类感染麻风分枝杆菌(*Mycobacterium leprae*)这种导致麻风病的微生物的证据。许多骨骼上的同时退化和损伤与中世纪感染麻风病引起的骨骼变化十分近似。Balathal 本身的历史可以追溯到大约公元 3700 年前的铜石并用时代或是铜器时代。在 Balathal 骨架被发现之前的 2009 年,关于在阿塔发吠陀经的诗句和《亚伯斯古医籍》(*Ebers Papyrus*)中均提到的麻风病,一直都是受到质疑的。不过,现在看来,古埃及和印度的医生确实认识这种疾病,并试图治疗过它。

如今,在诸如印度、中国和拉美等地区药用植物的获取已经变得越来越复杂。以印度为例,它拥有世界 43 个已知生物多样性热点地区的其中 3 个。这些地区有极高的地方性、天然性和生物多样性。但是,由于多个栖息地遭受破坏,它们正处在巨大的风险之中,可能会丧失相当比例的生物物种资源。特别是在喜马拉雅山,药用植物的过度采集已经成为该地区原生植被消失的一个重要原因。在世界各国,过度放牧、森林砍伐和农田种植都在导致原生植被的消失。在中美洲的生物多样性热点地区,从墨西哥中部一直延伸到巴拿马运河区域,从 17世纪初就一直遭受着持续的森林砍伐和其他形式的栖息地破坏。到今天,只有大约 20% 的原始栖息地被完整地保留下来。

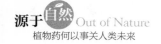
该地区拥有约 24000 种已知的不同类型植物。我们不得不怀疑究竟有多少物种在过去 200 年内已经灭绝了,其中又有多少种植物是科学家们甚至从未有机会去发现的,而它们又含有多少我们将永远都不得而知的化合物组分。

我们现在与自然的关系有点像是一种"灾难"。这已经被诸如喜马拉雅山和中美洲的生物多样性热点地区所证明。我们的行为正在也已经对天然药物的发现造成了巨大的影响。对自然环境的破坏,例如栖息地的破坏和不可替代的动植物物种的灭绝,可能会造成新的抗菌药物的缺乏和疾病的大规模传染流行等问题。围绕着药物发现和自然的问题,包含着许多有关技术、人类本能行为和环境的关注。最重要的两点,技术和人类行为,已经明显影响到了人类和自然之间正在消失的联系。它们两者正是造成在最近数百年发生并积累,而我们今天仍然不得不面对的麻烦的环境问题的主要原因。

植物在地球上存在的时间远比我们人类要来得长。它们才是水系和陆上自然环境的主人,它们与动物和谐相处,当然有时甚至是牺牲自己以达到妥协。人们和植物之间明显的形态学上的差异,可以将人和植物轻易地区别开来。但是,我们和植物也有着远远超出我们想象的共同点。植物是我们生存的基础,这实际上是决定我们与植物之间关系的要素,但这种观念却已经在随后被人们所曲解,并且深刻地反映在了我们对植物的所作所为之上。

第❷章 人类和植物

(Humans and Plants)

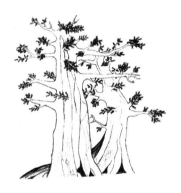

狐尾松
(*Pinus longaeva*)

　　植物都有一个十分令人敬佩的特点,即其独特性。每种植物都有其明显的特征,就像花的不同香味和颜色,或者果实的不同味道。即使是同一种类的植物,前庭的树或是窗边的灌木,随着年复一年的生长,也都不会完全一样。植物以其可预测的、不断循环的生命轨迹,发芽、开花和落叶,提醒我们自然是动态的,而非静止的。自然以持续的变化而定义,无论这种变化是生长、死亡还是适应的过程。当园中有一颗植物从土壤中诞生,这就带来了希望。有人播下了种子,有人为它翻松了土地,于是,人们就这样或那样地都与植物有了关联。我

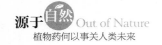

们与植物的关系是复杂的。作为整体时，是物种和物种之间的关系。作为个体时，是个人和植物之间的关系。而在现代社会，要厘清和定义这种关系已变得越来越困难。

树木，植物王国最重要的成员，是强壮和睿智的象征。它们是活着的历史，它们的树干讲述着生命的故事。对于一些树木，例如狐尾松，这些故事可能非常长，有上千个章节，每一章节对应树木一年的生活。狐尾松其中的一员——刺果松（*Pinus longaeva*），是物种中最古老的个体之一，它已经在地球上存活了将近 5000 年。这种树是那么古老，以至于被称作玛士撒拉（意为"非常高寿的人"），它比《圣经》中记载的名叫"玛士撒拉"（Methuselah，《圣经·创世纪》中的人物，活了969 岁。译者注）的人要年长几乎 5 倍。它就位于加利福尼亚白色山脉中的未开发地区。这棵树经历了比太平洋沿岸的人类活动历史还要漫长的岁月，从第一个定居在这里的人类部落开始，一直到了不断扩张的现代都市。

美洲的树木见证了哥伦布的到来和离去。同时，它们用年轮告诉我们每一年的气候情况和那位海军上将从 Niña 号帆船登陆时它们所经历的年岁。树木的年轮告诉我们，当生长状态比较好的时候，它们能够比较快地生长并形成一层新的厚厚的木质部。同时，树木的内部输水组织能够形成边材和心材。年轮也告诉我们，当树木仅仅是赖以活命的时候，它们主要关注的就只是基本的生存，而不是长高和长大。通过年轮的图案、形状、间隙和裂纹,我们可以了解它们在生长中所经历的事件,例如火灾、大风、干旱,甚至是病虫害的感染。因此,无论是人类的历史,还是自然的历史,那些被遥远时光所掩埋的岁月,我们都可以通过树木得以窥见。

落叶树木提醒我们,地球生态是一个循环的系统。树叶从绿色变成秋天的黄色和红色,这就预示着冬天就要来了。自从 4.1 亿年前维管植物在地球上出现之后,这种循环就在植物身上年复一年地不断重复着。随着现代社会生活方式在美国的建立、火车和汽车等现代交通工具的普及,北部地区的秋季景色作为一个

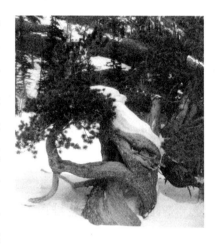

● 狐尾松是地球上最长寿的植物类群之一。图为落基山脉狐尾松(*Pinus aristata*)(摄制:Jeremy D. Roger)。

著名风景,吸引着来自全美甚至全世界的大量游客。在美国,观赏树叶变化的活动非常受欢迎,甚至一些森林管理机构都一直开通着"秋季树叶热点地区"的热线电话,来播报那些最受欢迎的秋季风景观赏的国家森林公园。当然,这种秋季观景现象并不限于北美,它们发生在任何有落叶树木生长的地方。在许多地方,观赏落叶的游客每年都可以为其带来可观

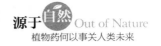
的经济效益。

在最基本的层面上,叶子颜色的变化是一个衰老的过程,预示着植物冬季休眠的开始。木本植物在落叶的最后几天前,会在叶柄或叶轴的基部形成离层。这种离层使叶子和树枝之间能够在瞬间彻底分离,从而可以防止霜冻或潜在致病物接触并侵害树体。树叶在秋天获得的颜色是植物色素和生物化学功能的作用。随着秋季日照时数的持续下降,天气逐渐凉爽,树叶中用以保持绿色的叶绿素也会相应下降。这发生在所有的落叶植物上,包括山杨、枫树、橡树、桦树和红枫等等。随着叶绿素逐渐消退,树叶中的其他色素——类胡萝卜素和花青素的显色就更加突出,便引起黄色、橙色、棕色和红色等不同颜色。每个落叶树种呈现出一种特有的色调。而在一个林区,总的看起来,这些色调相互混合,形成一种犹如调色板上的斑斓色彩。有时候,在一些许多不同物种汇聚的地方,它们的色彩相互交织,形成了大片五颜六色的树林。另一种情况则是只有单一的物种生长在一起,就会形成连绵成片的黄,或者是红。

树叶拥有的不同颜色来源于叶片中的不同生化物质。例如,有一些植物树叶中含有高浓度的葡萄糖,同样地方的一些其他植物树叶中却含有高浓度的代谢物。这种差异就造成了山毛榉的金黄色树叶和橡树的棕色树叶的交相辉映。丹宁酸和类胡萝卜素的共同作用使山毛榉呈现金黄色,而橡树的棕色则是来自于丹宁酸的大量存在。橡树树叶,被认为含有较高毒性,这种毒性缘于树叶中含有的大量丹宁酸,那是为应对那些胆敢食用它们的动物而特意准备的。

树叶改变颜色和开始落叶的时机是由其遗传机制精确控制的。最终的目标是在秋天利用尽可能长的时间蓄积淀粉,减少冬天持续霜冻的损害。有些树木可以比其他树种更长时间地保持绿叶的状态,但是它的保持最大营养获得和最小霜冻破坏与疾病风险的时间窗口就十分狭窄了。不断地蓄积能量,直到可能的最后一刻,对植物度过漫长的寒冬非常重要。在植物的内部组织中有更多的能量储存,意味着有更多的机会可以在寒冬中存活下来,并在来年春天生长的时候抢得先机。

如果秋天的颜色真的只是标志着树叶的衰老,人们为什么还要长途跋涉,有时甚至从海外飞来,或者开车整整一天,去观赏它们呢?答案可能有很多。然而,最简单的解释可能是,这时候,树林的样子就像是平静而温暖的土黄色调色板上突然爆发出了仅仅能维持数天的一种绚丽。这种短暂的美好能提醒我们,没有什么是永恒的。虽然自然产生了这种美妙的景色,但也仅仅只是作为夺走它们过程中的一步。最终,只是留下突兀的枝丫,从而宣告冬天的到来。

尽管无法自主移动,但远在人类出现之前,植物确实主导过地球。而如果你的整个生活都被固定在一个地方,就像一

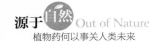

株植物,这简直难以想象。从出生开始,每一棵植物只拥有一点点土地,这就是它的家,在这个世界上属于它自己的土地。植物不能听和看,至少不能像我们一样地听和看。实际上,它们主要是通过化学信息的交流来感受生命。绿色植物利用太阳作为能量来源,这种能力不仅维持着它们自身的生存,而且供养着它们周围所有的生命,包括我们。相对地,植物周围的动物则为植物的生长提供了所需的大量的二氧化碳。

但是,关于植物,我们仍有许多未知的问题。例如,植物不会"感到"动物在吃它的叶子。然而,从叶片破损处释放的化学物质却会告诉植物哪儿有什么不太对劲,从而释放一些有毒的物质起到防御的作用。因此,食草动物总是会交替地咬嚼植物的不同部位。在许多情况下,一旦动物开始大量地咀嚼,植物就会产生一些有毒的化学物质来警告它们离开。是否当叶子减少时,植物内部的化学物质就会聚集?或是因为植物的生长离不开动物呼出的二氧化碳和排出的废物,使它们在一定程度上需要支持动物的生存?

和地球上其他所有生物一样,植物有繁殖的本能。根据植物类型的不同,繁殖方式有多种。事实上,在地球的所有生物系统中,植物拥有最为多样的繁殖策略。例如,开花植物的生殖系统就有许多种类,根据雄性和雌性的生殖器官是在同一朵花上,还是分别在同一植株的不同部位,或是分别在不同植株上,可以分别对植物进行分类或描述。最后一种即为雌雄异株植物,就和我们人类一样,每一株植物不是雄性就是雌性。

开花植物的物种特征就是拥有花朵和含有种子的果实。这些果实不是在空气中飘散,就是被动物食用而带走传播到其他地方。最终,通过少则几天、多则数年的努力,小小的种子就会破土而出。播散种子是植物的生命目标。从植物到人类,除了人类是可移动的,在基本的生存思路上,人类与植物没有多大区别。我们依赖植物制造的氧气,我们从自然中获取我们所需要的一切。同时,我们也繁衍,以保证种群在未来的延续。

尽管我们为植物所确立的用途决定了我们与植物的一般相处方式,但是在自然中的基本相似性让我们与植物的关系变得那么迷人。植物有表皮、循环系统、细胞、DNA,以及雄性和雌性生殖细胞。它们通过化学和机械感应来实现彼此之间甚至是与其他生命体之间的交流。这与动物使用嗅觉、味觉、视觉和听觉交流的方式也是非常相似的。

古希腊人做了许多关于人和其他生命形式的有趣比较。他们特别擅长从自然中引出哲学辩论。生活在公元前490年至公元前430年的古希腊哲学家恩培多克勒(Empedocles),坚持用“根”的概念来形容我们今天所知的物质组成成分。他坚持着这样的哲学观点,即“根”可以组成并产生世界上所有的不同物质。他的许多理论都利用了植物来类比。他看到了被很多人现在所忽略的运动的观点。在他的理论中,一个十

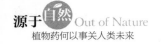

分有远见的观点就是利用植物的知识来描述人类生理的一些方面，这种观点刚好与人类胚胎发育的过程相吻合。恩培多克勒认为，人类也会经历植物一样的生长过程，发芽、长大，最终长到一定的高度以后，长出叶子、开出花。他推断人类真正发育生长的第一步必定是从种子开始的。为了证明这种类比性，恩培多克勒不仅需要了解植物的生长发育，而且需要观察植物和人之间的生长发育的相似点，不论它们多么特殊。

恩培多克勒和他那个时代的其他自然哲学家一样，也认为灵魂与自然和宇宙相关。他认为生命的根和灵魂事实上是互换的。在他的《论自然》（*On Nature*）的诗句中，灵魂在宇宙中被认为是一个整体。因此，生命周期是灵魂的一部分。那么，植物既然有根，也有生命周期，那植物也就是有灵魂的。但是，植物是否有灵魂，则是一个远远超出了恩培多克勒想象的十分复杂的问题，并不可以简单地划分为有或者没有。应该说，亚里士多德（Aristotle）的理论似乎更接近这个问题的答案。他认为，植物是介于有灵魂和没有灵魂之间的。这种对植物介于有生命和没有生命之间的定义，在一定程度上平息了关于植物灵魂的争论。直到中世纪，随着基督教的传播普及，灵魂被分成了物质和精神两方面。随后，在许多信仰体系中，人类的灵魂被认为是理性灵魂，动物所有的是动物灵魂，植物所有的是植物灵魂。根据中世纪经院哲学的理论，这三种灵魂中，只有理性灵魂才被认为有能力信仰上帝，也只有理性灵魂是不朽的。

在中世纪的欧洲,这种信仰体系治着人类的生活。在那时,对于许多人来说,理性灵魂就是全部的灵魂。生命的所有意义就是让灵魂升入天堂,或至少不要堕入地狱。

赋予植物和动物的物质灵魂,在它们死亡的时候就会消散。所以,物质的灵魂在天堂和地狱没有任何的意义。这种基督教教义以及经院哲学的二元论长期的主导地位,使得人们很难对其产生怀疑和其他设想,从而弄清真正的原因。然而,宗教的信仰实际上是在不断地阻碍着人们对灵魂本质的讨论。同时,关注二元论的哲学家又提出了进一步的问题,即非物质形式的、精神上的、不属于物理世界的灵魂,是如何控制我们物质的身体的。对此,一直缺少令人信服的解释。在现代科学中,身体是由生物因素控制的。植物、动物,包括人类,从孕育直到死亡,都是一些物理反应产生的生命体。地球上所有的生命都是由相同的基本元素组成的,生物体进行生理活动,以支持其他生物体形成完整的生命循环。因此,是什么让人类变得如此与众不同? 更进一步说,到底是什么使人类"坚信"自己比地球上的其他生命形式都更加重要呢?

在现代,关于植物是否是一种拥有灵魂的智慧生命的争论一直会不时地出现,因为总是有其他的原因来挑战已经存在的理论。但与大多数人的想象不同的是,的确存在着各种关于植物和灵魂的理论。这些理论最有趣的部分也正是构成这些理论基础的复杂原因。例如,耆那教(Jainism)就认为,世

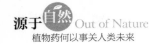

界上的确存在着生命精华，也可称作是魂(jiva)，他们由三者构成：快乐、感觉和活力。魂与身体联系，并充满了身体。生命精华可以是移动的，也可以是不移动的。因此，大地、水，甚至火和空气，都是有灵魂的。对于植物，这就意味着它们本身和它们的每一部分，如它们的根和种子，都是有灵魂的。在这种理论下，即便是细菌和沙砾，都是有灵魂的。

然而，很少一部分的不在乎宗教理论的人，也正在努力将植物定义成有灵魂类似的特征，其中最主要的问题是意识。植物没有大脑，因此不能用和动物相同的方式进行思考。这种区分导致了人类把自己置于生命层次上高于植物的这一位置。但就像人类和其他动物一样，每个植物都是一个个体，都互不相同。树皮上各不相同的皮孔、枝干特别的扭转，以及灌木的邻家篱笆恣意地生长。植物依赖自然的法则而生存。它们的存在只是为了确保下一代的成功存活。植物和动物都遵循着这个共同的基本原则。这也许是地球上最典型的生命特征。就是因为这个特征，我们与植物有着超乎大多数人想象的共同之处。

植物解剖学和生理学真的很令人惊奇。在世界上，现在已知有 380000 种植物，它们中的绝大多数都能够通过光合作用吸收阳光并将其转换成化学能。今天，我们在周围看到的陆地植物都有一个共同的水生物种的祖先，这说明了早期水生物种的高度分化。几百万年前，植物被陆地上丰富的光能所吸引，从水生环境迁移到了陆地。从此，它们就能够长得更大,活得更久。为了在干旱的陆地上生活,植物进行了一系列的适应,使它们能够最优地利用能量。第一个改变就是根系。陆上植物的根系深入到土壤之中,让它们能不断从周围的物质中汲取水分和养分。它们也进化出了一层皮肤或表皮,来避免水分的流失。在叶片上进化出了小孔,来进行气体的交换。从此,维管植物进一步地进化成为今天地球上的各种种类,以适应不同地区的气候和地理条件。

一些植物不适应陆地上的生活,最终又回到了水中。尽管这些回到水中的植物在外形上各不相同,但其基本构造有共同点,且与陆上的同类有着明显的区别。主要包括叶子的解剖结构、植物整体的硬度和对根的依赖等。水中的植物,由于水压的存在,它们不需要像陆地植物一样的刚性支持结构,同时丰富的水源的存在也大大降低了它们对根的依赖。许多水生植物也具有简化的表皮,这种柔软的覆盖物能够保持湿润,对生长在易受干旱影响和暴露在强紫外光地区的植物具有十分重要的意义。因此,水生植物一般都全部或部分地生长在水面之下,它们无法长时间地离开水环境。

由于水下环境接受阳光通常会比陆地环境少,水生植物也拥有对这种低光强环境的适应。为了在相对黑暗的环境中提高光吸收率,这些物种一般拥有特殊的浮动结构,把叶片抬出水面以接受更多的阳光。它们中的一些特定物种,叶子会漂浮起来以利于阳光的吸收。这些叶子的上表面通常拥有一

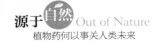

层精细的表皮,使它们免遭水分损失。然而,除了这些差异,水生物种在本质上与陆地植物是相似的。例如,它们都依靠光合作用产生能量。如同它们在陆地上的伙伴一样,水生植物也在光合作用中生成氧气,这对它们生存的水下环境意义重大。并且,正如陆地植物为陆地动物提供栖息地一样,水生植物也为水生动物提供着至关重要的栖息地,包括水中的昆虫、无脊椎动物和鱼类。

水生植物有很多种类。常见的角苔纲中的金鱼藻属(*Ceratophyllum*)植物是水生生物能够在自然水环境中很好生存的一个典型例子。这类植物中最为常见的是金鱼藻,它广泛分布于北美温带地区的池塘、沼泽、湖泊和溪流中。其他常见的水生植物物种则包括眼子菜属水草、水蕴草、杉叶藻、鹦鹉草以及水韭等等,它们都是蕨类的近亲。2007 年,英国皇家植物园(Royal Boantic Garden)——邱园(Kew)的科学家报道发现了一种名为 *Isoëtes eludens* 的新品种水韭属水生植物。这种小型的水生植物是在南非纳马夸兰的干旱地区被发现的。它们一般生存在雨水暂时形成的水洼中,干旱时则会进入休眠状态。这种植物的发现,确实说明了我们现在只是对地球上的一部分植物有所了解,还有许多未知的物种等待着我们去发现和研究。

光合作用是一个完美的过程。在这个过程中,植物净化空气中的二氧化碳。它们通过叶片表皮上名为气孔的微观结构吸收二氧化碳。气孔的这种微观结构由一个孔隙及其旁边的一个护卫细胞组成,护卫细胞可以控制毛孔的开闭程度。这些结构就像一张小嘴,植物由此吸入二氧化碳、吸收或释放水蒸气。植物叶片上布满气孔。叶子的形状、大小和排列信息则显示了植物是如何捕获阳光并进行光合作用的。这些因素也为植物如何使用叶片防卫和储存养分的研究提供了非常有价值的信息。为了储存养分,植物通常调整叶片,使叶平面与太阳光线成一定角度,以便在白天进行阳光的有效收集。

对阳光的捕获是由植物叶片中叶绿体里的叶绿素实现的。植物叶绿体中存在着大量的叶绿素,是一个小型的光合作用引擎。在叶片中,植物吸收的二氧化碳和水被一起用于光合作用,产生葡萄糖,进而形成植物中的纤维素。纤维素是植物的重要组成部分,在细胞壁的成分中占 40%。细胞壁是植物刚性结构的基础,使其能够承受风雨。细胞壁还有抵抗病原体感染和阻挡有害紫外射线照射的作用。植物细胞的光合作用也产生氨基酸。氨基酸结合在一起,形成一些重要的蛋白质,例如激素和酶,它们分别能够调节植物的生长和催化光合反应。同样,光合作用中产生的脂肪酸能够合成植物油。

许多植物光合作用的产物不仅用于维持植物自身的生存,而且是动物及人类的重要营养来源。然而,植物对我们来说,不仅仅是简单的营养供应者。如果我们回溯地球生物的进化史,可以发现地球上所有不同的物种随着进化史的回溯,

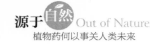

会越来越相近,并回归到一个相同的物种。最终,我们可以发现地球上的所有物种都可以追溯到同一个古老的祖先,即地球上的第一种生命形式。从生命进化的源头看起,我们可以发现生命起源于单细胞的形式。一个种群变成两个,两个变成三个,再变成四个……直到35亿年过去了,生命进化出了无数的分支,每一个分支代表着一种从同一个祖先进化而来却又不同的物种。例如,植物和动物从很早之前就已经分开,各自走上了不同的进化之路。

尽管在外表和行为上存在非常明显的差异,但是人类和植物都是多细胞生物,因而有着一些基本的相似之处。其中的一个共性就是细胞的微观组成,人与植物细胞都是真核细胞,细胞内区域由具有膜结构的细胞器划分。这些细胞器执行着 DNA 复制、产生能量,以及合成蛋白质等功能。故动物和植物都是真核生物。事实上,真核是所有生命分类形式中的一类。细菌和古生菌代表着另外两种类型的生命形式,它们没有具膜细胞器,于是统称为原核生物,以区别于真核生物。因此,仅从细胞结构来看,我们与植物有着超乎我们意料的、更加密切的联系。

在细胞分子和细胞器层面,人类和植物有很多相似之处。例如,植物的叶绿素与我们血液细胞中的血红素就具有相似的结构。尽管血红蛋白的功能是携带氧,而叶绿素的功能则是捕获阳光,但是,它们有十分相似的结构。同时,植物和动物细胞中也含有许多相同的细胞器。然而,叶绿体是植物特有的一种细胞器,它负责植物能量的生产,正如我们细胞中线粒体的功能一样。我们的线粒体拥有它自己的小型基因组,含有少量的基因序列。叶绿体也是如此。这两种细胞器都可以自我复制。在整个细胞未进行分裂增殖的情况下也可以实现自我增殖。除了包含细胞主要 DNA 的细胞核,所有细胞器中只有线粒体和叶绿体含有遗传基因物质。它们也是唯一能够进行自我复制的细胞器。在宏大的进化过程中,线粒体和叶绿体的这个不同寻常的特性说明这两种细胞器在某一时期本身就是原核生物。因为侵入了其他细胞或是被其他细胞所捕获,它们便成了细胞器。这种内共生理论(endosymbiont hypothesis)在解释真核细胞器的进化理论中占有主导地位。

基于动植物解剖和细胞成分研究,从结构和功能上我们还可以发现许多其他类似的比较。例如,植物有木质部和韧皮部,用来输送水、矿物质和其他营养物质到植物的其他部位。类似地,我们也有血管,用来运送氧和营养成分到各个器官。在植物中,叶脉分叉分布到各个茎和叶中与细胞交换分子。被吸收的分子通过叶脉扩散到植物的各个部分后,被存储或立即使用。我们的血管提供着完全相同的功能,动脉分叉进入我们的各种组织器官,将营养提供给饥饿的细胞,然后通过静脉将废物带走。类似于我们皮肤的结构,植物根部也是由内皮和上皮细胞层组成。植物结构的基本布局是由外部

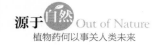

的保护表皮、中间的皮层和一种在内包裹维管系统的内皮层构成。这三种结构与我们人体皮肤的外表皮、真皮层和内皮层三层结构十分相似。作为植物生长的象征,旧的表皮层年复一年被新的表皮层所填充与取代。我们人体新的表皮层也是在旧表皮层的下面形成的,因而,我们最年老的细胞总是在皮肤的最外层,在那里它们死亡并脱落。同时,对于树木而言,同样由于形成层的次生生长,向外形成了年轮,这也为树木年代学家确定树木的年龄提供了重要的证据。

　　一些植物跟动物有不同寻常的类似性。例如,捕蝇草,就能够对外界的触碰,做出和我们十分相似的反应。捕蝇草,受到外界刺激时,能够以令人惊讶的速度做出反应。从位于"陷阱"边缘的触觉感受器触发,到做出反应,大约只需要 0.3 秒的时间。这种植物的古怪行为揭示了植物与动物之间的另外两个相似之处:神经系统样的响应和食肉性。捕蝇草的捕捉反应是通过被描述为"神经样"的生化机制来实现的。动物的神经元是利用细胞内离子浓度的变化实现电脉冲信号传递的。这些离子浓度的变化能够导致神经元的"去极化"或激活响应,使得脉冲通过一连串神经元进行传递。捕蝇草的触觉感应细胞上存在着对离子浓度变化响应的离子通道。因此,当捕蝇草的感应细胞"感觉"到昆虫触碰时,会产生相应的离子信号,触发关闭"陷阱"。把动物和植物的这些解剖结构、细胞水平和生理特征上的相似点综合起来看,它们绝不只是一个简单的巧合。事实上,它们说明了,尽管植物和人类在生命进化树上的距离十分遥远,但在两者的进化中都有相似的自然法则在起作用。

食肉的捕蝇草代表着植物有些阴暗的一面。但食虫"陷阱"作为一种工具,只是植物营养来源的很小一部分。相比之下,植物的一些特征,比如荆棘和毒素,主要是针对食草动物和其他威胁植物生存生物的防御机制。荆棘能够物理性地威慑食草动物。仙人掌,是有着最多芒刺的植物。为抵抗某些物种的入侵,矮灌木丛有着细如发丝、能令人痛得死去活来的细刺。如果扎入皮肤,并嵌入皮下,就会引发感染。其他植物的刺也同样危险。皂角树又长又尖并分叉的枝刺可以给任何生物造成足够的刺痛和创伤,警告入侵者休想鲁莽地获取其甜蜜的豆荚。还有,三刺皂角树(*Gleditsia triacanthos*)的刺,尖锐得可以当缝纫针来用。

在植物的众多防御机制中,化学防卫也是一种植物对抗食草动物、昆虫以及附近同类的主要方法。植物产生的化学毒素一般被归为次生代谢产物,因为这些化学物质在光合作用、植物的生长和繁殖的基本生命过程中并不是必需的。在最初的进化设计中,植物没有这些物质也是能够生存的。然而,这些代谢次产物却能使植物在与栖息地其他物种的竞争中获得一定的优势。事实上,这些物质似乎是将一些超能力赋予了植物,让植物能够确立自己的生态位(ecological

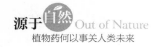

niche），从而保证占有一小片安全的土地。

有一种现象被称为植化相克，即一种植物的生长会受到另外物种在环境中产生或是释放的次生代谢产物的抑制。植化相克意味着"相互折磨"，它相当复杂，并且需要正确地化学混合才能起作用。例如樟脑树，一种原产亚洲的物种，在美国的南部地区也有种植，可以产生大量的樟脑，这些樟脑和某些特定化合物结合后，可以抑制想要在其附近扎根的其他植物的生长。植化相克可以用来解释为什么西红柿不能种植在胡桃树附近，以及为什么一些种子不能长在向日葵的领地，也可以用来说明为什么一些具有入侵性的植物可以占领本土植物的栖息地。

对人类来说，次生代谢产物常常具有药用功能。它们出现在植物的叶片或其他部位，经常有着令人不悦的、苦涩的味道。有时，动物会特意地去食用含有这些物质的植物。例如，住在乌干达的吉贝利国家自然公园的黑猩猩，就会食用超过160 种的不同类型植物，约有 35 种被人类用于不同的传统医学体系之中。即便这些植物本身并没有多大营养价值，大猩猩还是会食用它们。我们怀疑，动物有一些小毛病时，比如说皮肤受刺激或是肠道受寄生虫感染时，它们会本能地食用一些可以产生次生代谢产物的植物以减轻痛楚。

20 世纪的许多发现都和植化相克以及次生代谢有关，可以说是植物学研究的最新补充。我们今天所知道的植物学领域包含的研究有：植物的生化特性、植物疾病，以及植物分类。这些就是被认为是在 1500 年前由三位德国人所创立的，其中一位就是奥托·布隆费尔斯（Otto Brunfels）。

　　布隆费尔斯在圣洁的修道院生活中培养出了对植物的欣赏禀赋。在 1530 年到 1536 年间，他发表了一本名为《本草图谱》[*Living Pictures of Herbs（Herbarium Vivae Eicones*）]的著作，包含了一些那个时代的草本植物和树木的精确描述和图谱。这些图谱来自于对生长在自然中的植物的直接观察。布隆费尔斯作品的重要性不仅仅在于它涵盖的植物的范围和插图，还在于它的原创性。要知道，在中世纪的欧洲，几乎所有的有关植物的作品都来自于复制，包括《朱莉安娜药典》（*Juliana Anicia Codex*）。《朱莉安娜药典》是最早的植物学著作之一。这个药典被认为最早是由一位希腊的内科医生迪奥斯科里斯（Pedanius Dioscorides）在 1 世纪所编写的，命名为"药物论"。这个著作后来被一个拜占庭的艺术家于 512 年为罗马皇帝奥利布里乌斯（Olybrius）的女儿补充完成，她的名字就叫朱莉安娜（Juliana Anicia）。

　　《朱莉安娜药典》包含大量的迪奥斯科里斯所描述的有关植物的插图，但是这些插图本身却有许多不同于拜占庭帝国的特质。这就引起了历史学家的质疑，并且引发了大量对于插图的研究。研究发现，这些插图实际上可以追溯到公元 2 世纪一位希腊药理学家克拉特鲁斯（Grateus）的作品。因此，

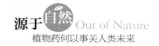
《朱莉安娜药典》中的插图是复制品。插图中的植物包含苦艾草、茴香、玫瑰、龙葵以及灯笼草，它们都是希腊的本土植物，这支持了插图起源于希腊的观点。然而，无论如何，迪奥斯科里斯的著作对当代植物学有着重要影响。作品中对发现的新植物成分的描述，在推动当代药物的发展中起到了重要作用，得到了很多科学家和植物学家的高度评价。

与布隆费尔斯同时代的德国植物学家希罗尼穆斯·波希（Hieronymus Bock）是第二个推动植物学创立的人，他在1539 年出版了一本《植物书》[Plant Book（Kreuterbuck）]。尽管没有插图，但是这本书详细描述了他所知道的每一个植物的生理特点和用途。波希的著作之所以出众是因为他首次使用了植物的分类系统。

第三个帮助创立现代植物学的是德国内科医生莱昂哈德·富克斯（Leonhard Fuchs）。富克斯在 1542 年发表了《植物历史的著名评论》[Notable Commentaries on the History of Plants（De Historia Stirpium Commentarii Insiges）]，书中包含了 400 多种植物的插图和详细描述。尽管富克斯的著作首次收录了来自新大陆的植物，但是他没有认识到红番椒并非欧洲本土植物，事实上这也说明了他并不清楚辣椒属（Capsium）植物的起源。

来自新大陆的植物首次被西班牙植物学家尼古拉斯·蒙纳德斯（Nicolas Monardes）详细描述。他获得了西班牙探险者们带回到塞维利亚的植物,并把多种样本移植到了他自己的花园中,这让他有时间去仔细研究植物,辨别它们不同的特质,并且试图去理解它们的药物应用。为了研究后者,蒙纳德斯还开展了动物实验来测试植物提取物。他最著名的著作于1574年完成,其中一部分名为《获取》(*Dos Libros*),并于1569年发表,其中包含有关西红柿的描述。但在该书发表之前,蒙纳德斯一直对新大陆植物的药用价值表示怀疑,并且曾经公然宣称这些植物在西班牙植物面前只是劣等货而已。但是后来,他为自己的这种偏见感到羞愧,并开始坚信新大陆植物的药用功能。事实上,他还劝说西班牙国王菲利普二世安排探险队收集更多有关植物的药用信息,并把它们用于疾病治疗。

加西亚·奥尔塔(Garcia de Orta),一位葡萄牙内科医生,通过撰写有关东方药用植物的资料,开拓了欧洲植物知识。奥尔塔和蒙纳德斯相似,从来没有为了他的研究而出门远行过,为了节省时间,他的花园里种满了探险家们煞费苦心带回来的各种样品,他发表的作品中描述了来自印度、中国以及伊朗的植物,其中很多描述是基于从那些地方远行归来的商人所带回的物种及相关说明。

在16世纪中期,通过一位阿兹特克人(Aztec)的著作,欧洲世界对墨西哥的药用植物有了深刻的认识。在《巴迪亚手稿》(*Badianus Manuscript*)中描述了180多种阿兹特克药用植物,并附有插图。欧洲的植物著作通常是根据植物的语源

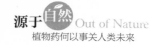
字母顺序组织编排的,但与此不同的是,《巴迪亚手稿》是根据疾病归类的。作者马丁·帝·拉库兹(Martin de la Cruz)之所以完成这部著作,是为了向一直以来为试图征服欧洲和美洲而心烦意乱的西班牙国王查理五世证明阿兹特克人民的智慧和在特拉特洛尔科继续开展教育的重要性,这当然需要资金以及国王的支持。这个手稿是第一本关于美洲的著作,因此也没有受到多少欧洲哲学思想的影响。而且,因为所有的植物都没有拉丁名,这些植物的阿兹特克名被保留在了文本中,并最终被乔安斯·巴地拿斯(Joannes Badianus)翻译成了拉丁文。例如,烟草,就被阿兹特克人认为是"picietl",而不是"Nicotiana"。在 18 世纪,被卡尔·林奈(Carous Linnaeus)命名的"Nicotiana",是为了纪念法国驻葡萄牙大使金·尼古丁(Jean Nicot),因为是他在 16 世纪把这种植物介绍给了法国王后凯瑟琳·德·美第奇(Catherine de Medicis)。

大约在蒙纳德斯鼓动菲利普二世派人去新大陆收集本土植物信息的同时,西班牙皇家内科医生弗朗西斯科·赫尔南德斯(Francisco Hernandez)被他的皇族亲戚带了出海去实地考察当地药物。赫尔南德斯去了瓦斯特佩克公园。这个公园是在 15 世纪时蒙特祖玛一世作为阿兹特克君主的统治下繁荣起来的,拥有丰富的药用植物。赫尔南德斯在那里遇见了当地的阿兹特克草药医生,向他们学习了植物的药学用途,最终在七年后带着丰富的知识回到了西班牙。

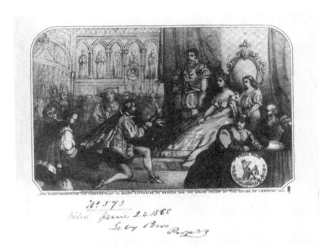

● 1561 年，金·尼古丁把烟草敬献给了法国王后凯瑟琳·德·美
第奇(照片来源：华盛顿国会图书馆,得到了 Levy Bros 的授权)

相比辨别和描述被探索者们收集到的新物种,植物生理
特性的发现则是一个更为漫长的过程。尽管在 17 世纪有一
系列的观察结果,但所有的研究还是以发现植物的基本工作
原理为终点。最终的发现是植物的叶子可以吸收它们周围环
境中的阳光和空气,这个理论第一次被英国生理学家、化学家
斯蒂芬·黑尔斯(Stephen Hales)于 1720 年提出。他怀疑植
物是利用空气作为营养物的来源,而利用太阳光来完成其他
功能。显微镜,在一个世纪之前就被发明了出来,黑尔斯便利
用显微镜观察到了植物的吐水现象。他决定测量这个过程中
排泄出来的水量,并且和植物的根吸收的水量进行对比,他发
现在晚上根的吸收量比较少,这表明植物在白天进行的一些
活动是需要吸收水分的。

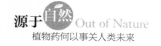
　　黑尔斯关于植物利用空气中的营养物质的假设,得到了英国科学家约瑟夫·普里斯特利(Joseph Priestle)的支持,他阐明了植物拥有"恢复空气"(释放氧气)的能力。简·英根浩兹(Jan Ingenhousz)则将这一认识扩展到了:只有在阳光下,植物才可以恢复空气中的氧气。他还推理出动物可以产生二氧化碳,植物可以吸收利用二氧化碳并且以氧气的形式返还给空气。尽管英根浩兹没有把它命名为"光合作用",但他坚信自己的发现。黑尔斯发现植物在白天比在晚上吸收更多的水分,这一点与英根浩兹的发现完美吻合。因为光合作用需要水分,在夜晚太阳下山后,植物需要的水分也必然减少。

　　在接下来的一个世纪,植物繁殖过程成了植物学研究的重点。卡尔·林奈(Carolus Linaeus)的工作为此做出了重要贡献。他不仅为动物和植物设计了属、种的命名法,还假定了一个植物的繁殖系统,凭借花蕊和形貌特征来辨别雄性和雌性部分。他对植物有性生殖的研究结果发表在了 1735 年的《自然系统》[*The System of Nature*（*Systema Naturae*）]上,研究结果的进展揭示了很多科学细节,尤其是使用了人类社会的性别构造对植物的繁殖进行了描述。最为突出的是林奈借用了结婚的概念,使用"妻子"和"丈夫"的称号来描述了不同花的性别关系。并根据植物繁殖器官的结构,用了把丈夫和妻子置于同一张床、不同的床,乃至不同的房间,这些比喻对花的性别关系进行了描述。

在《自然系统》发表一年之后,林奈在《植物学的创立》[*The Foundation of Botany（Fundamenta Botanica）*]上发表了他的植物命名法则。林奈的两部著作均深刻影响了随后几代的科学家们,其中就包括了英国植物学家、内科医生伊拉斯谟斯·达尔文（Erasmus Darwin）,他的研究探索了植物的许多方面,包括它们的美、进化,以及它们的药用。

生态学、生物地理学、遗传学,以及生物化学,都是现今植物学的重要元素。在当今时代已存在的知识中,其起源有很多甚至可以追溯到布隆费尔斯（Brunfels）、博克（Bock）以及福克斯（Fuchs）之前。生活在古代文明中的人们,主要依赖简单的直觉和尝试来辨别植物的毒性,如视觉、嗅觉和触觉等基本的感觉。如今,我们已不再需要依赖这些本能和经验来探知植物的药用功能。我们可以通过书本进行学习。然而,我们把自己同自然隔离之后,我们将不但不能欣赏感受到植物的精华之所在,将再也无法意识到自己改善植物生命的能力。

我们渴望亲近自然,这其中就包含我们与其他生命形式建立联系的本能驱动,然而现代社会的方方面面都压制了这种行为。学会和自然重新建立联系、探索人类和环境的复杂关系、感受人性的意义,这些都绝不是化学和细胞所能解决的。我们很少把药物和人性放在一块儿谈论,其实,药物可以影响我们的身体和想法,而我们的身体也可以影响药效。这些错综复杂的因素,共同影响着我们的所作所为。药物治愈了我们,并且推动了数亿美元的工业发展,我们如何才能更好地看待我们与药物的关系呢? 一个有效的方法,就是把植物、药物和我们自己都放置在地球上一个合适的地位以适应彼此的生活。我们可以从与植物的直接接触中学习到许多有关人类本性的东西——园艺、商业化农业、伐木,并且使之成为我们探索自然世界的基础。

人类有各种的探索驱动。像植物学家和采药师们去野外探险这样的工作,帮助我们细探人类、药物发现和植物三者之间是如何交织关联的。探索重新点燃我们对于有生命世界和无生命世界的好奇心,这与我们热爱生命的本性深深结合在一起,我们深爱自然以及它所包容的所有生命。为了更好地理解这些因素是如何影响我们与植物的关系的,我们将发起另外一场探索,探索那植根于探索者与植物猎寻者灵魂中的冒险与发现精神。

第3章 生物热爱生命的天性

(The Biophilia Factor)

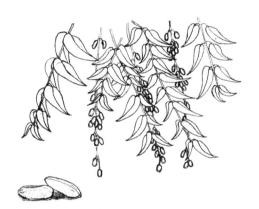

● 原产于印度的尼姆树
（印度苦楝树）
（*Azadirachta indica*）
的叶子和种子

　　生物学家爱德华·奥斯本·威尔逊（E. O. Wilson）在
1980 年代提出，人类对所有形式的生命具有一种与生俱来的
热爱。他将这种人类天生的对自然的吸引力称为热爱生命的
天性（biophilia），而这或许可以说明为什么那么多人喜欢进行
远足和观鸟（bird-watching）等活动，以及为什么我们支持环
境保护及其方案。这可能也解释了为什么大多数人觉得自然
形态是那么美丽迷人。随着科学家们不断发现有关这些生命
形态的新信息，我们也因此对自然越来越着迷。

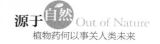

　　威尔逊个人对自然的迷恋，与其他许多人对野外的热爱相仿。这种迷恋从他很小的时候就已显现出来，并在他闲暇时不断的探索和冒险中逐渐被培养加深。他生命中这段"培养期"的大部分时间，都是在佛罗里达州西北部及其南边的阿拉巴马沿海地区度过的。在那里，他多次冒险进入森林和沼泽，寻找诸如蛇、青蛙、鸟类和昆虫等各种动物。成年后，他对自然世界的探索方向，开始变得专注于昆虫和其他小型生物。这些小型生物，后来被他描述为"组成我们生态系统的基础"。他人生的重要特质之一，就是他对自然的高于一切的爱和欣赏所赋予他的专注而又卓越的动力，这从他的工作及其轻松平和的处世方式都可以看出来。

　　威尔逊的研究集中于对蚂蚁的调查，这个领域被称为蚁学（myrmecology）。尽管他的研究对象是如此的卑微，他对蚂蚁社会内部运作的观察结果，以及他提出的关于人与自然世界的关系的理论，却具有非常广泛和深远的影响。威尔逊投入了大量的时间去思考生物学中从昆虫到人类的复杂问题，尤其关注那些与人类社会行为相关的问题。他的一本不太为人所知的著述是《生物热爱生命的天性》（*Biophilia*）（1984），该书用简洁质朴的语言论述了关于人与自然的一种新假说。威尔逊通过观察而定义了"生物热爱生命的天性"这一概念。他汇总了自己与自然互动中所获得的信息，并表现出他想要了解更多有关地球生命系统知识的热情。他自然而然地注意到，自然中的所有人都或多或少地与他有着这种相同的兴趣。

　　生物热爱生命的天性，这一概念最初是由埃里希·弗洛姆(Erich Fromm)在 1960 年代中期提出并开始探讨的。弗洛姆是一位心理分析学家，对他来说生物热爱生命的天性意味着"对人类和自然的热爱"。随着威尔逊试图解释人与植物、动物与环境之间的关系的工作逐步深入，他也逐渐开始相信所有人都天生热爱自然。威尔逊修正了弗洛姆的定义，将生物热爱生命的天性描述成了"人类终生都在下意识寻求的一种联系"。在《生物热爱生命的天性》发表时，其实并没有任何确凿的证据来支持他所阐述的观点。尽管如此，威尔逊坚信自己的新假说，固执地坚持拒绝让步于任何质疑。他的倔强来源于其沉着的自信和怀疑的态度，这使他不断地提出关于自然的各种问题。当他雄辩地陈述"生物热爱生命的倾向是如此显而易见地存在于我们的日常生活之中，只要你对它稍有留意，便能随处可见"时，他的论说变得极难被否定。

　　由于生物热爱生命的天性与每个人相关，并且与文化差异并不冲突，威尔逊猜想，它肯定，或者在一定程度上，甚至在很大程度上，是一种编入了人类遗传密码的行为。这种想法及其支持的证据，在威尔逊与社会生态学家史蒂芬·凯勒特(Stephen Kellert)共同编写的《生物热爱生命的天性假说》(*The Biophilia Hypothesis*)一书中有着详细的表述。书中总结了生物热爱生命的本能在建立环境保护意识中的作用，

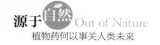

并解释了这一行为的生物学基础。它也基于人类经验,描述了我们与自然的关系的影响——从生物恐惧(biophobias)到象征意义,乃至文化与政治。

正如威尔逊阐述的那样,我们热爱生命的天性的原动力体现在很多方面,并且很可能影响到我们的许多决定,包括我们选择在哪里居住、我们选择去哪里度假,以及我们选择是否养宠物等。在 1990 年代末,生物学领域对生物热爱生命天性的概念失去了兴趣,转而研究更为直接相关的人类行为。生物学家和生态学家们更为关心的是如何辨识确定新物种,如何保护自然、濒危物种及其栖息地,以免为时过晚。他们对于在人类基因组的汪洋大海中去筛查我们热爱生命的原动力,没有多少兴趣。

曾有段时间,单个的"热爱生命的基因"被认为是存在的。但是随着新的有关人类基因及人类生物学特性间复杂相互作用的信息被发现,热爱生命的单基因假说也就随之被修正了。因此,现在猜测,我们热爱自然的天性与多个基因,甚至是成百上千个基因相关。如此众多的不同基因一起,共同造就了这种奇特的行为。这种说法多少令人有些迷茫,但是对于科学家们来讲,这种复杂性却迅速被更为困扰的观点所取代,变得不重要起来。这种观点认为,现代人的某些有关热爱生命天性的基因可能已经不再具有活性,这就首先意味着这些基因的辨识变得异常困难,其次带来的问题是如何将假定的热爱生命基因与现实中热爱生命的行为联系起来,这远不是一项简单的工作。所有这些困难都对搜寻有关热爱生命天性的重要的分子佐证工作造成了障碍。如今,在各国领导人还在力争为全球气候变化政策达成一致时,在城市过度扩张消耗了世界上仅剩的荒野之地时,在塑料制品如大陆板块般聚集漂浮在海洋中的今天,识别并重新激活热爱生命天性相关的生物成分,就变得比以往更为重要了。

我们的日常生活,掩盖了我们需要依赖自然世界的这一事实。我们对科技的适应,使得我们生物编码的热爱生命天性的原动力减弱了。尽管威尔逊也承认,我们逐渐不再受到与热爱生命天性基因的全部表达相关的来自环境的刺激,从而很可能削弱了我们与自然世界联结的渴望。但他对此始终保持乐观,认为这种与生俱来的人类本能可以被重新唤醒。

将教育元素融入公众意识的保护法的出现及其目标引起了我们的注意——这能帮助我们理解我们的行为是怎样影响生态系统健康的,并且能够激起年青一代探索自然、保护环境的热情。重燃我们对自然的欣赏和热爱可以通过很多方式来实现,例如通过园艺、有机耕作、学习环保知识、进行户外探索,甚至是开展自然科学研究。而这每一种方式,都能使我们走上认识环境和改造环境的康庄大道,并帮助我们建立环保的道德规范,不管是我们每个个体还是社会群体,都是如此。

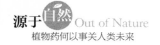

然而,在所有这些努力之中,了解地球生物的生活及其生命方式可能会起到其中最为关键的作用。我们在生物方面的素养,能帮助我们采取某种非常具有趣味性的方式,来唤醒我们个体热爱自然的天性的内在动力。在我们这个技术日益发达的世界,我们的知识和对除我们自身以外的生物形式的理解,是形成人类关心自然过程的根本。全球变暖和环境污染等正在摧残地球生命,这些知识有助于我们战胜正在肆虐全球的巨大环境挑战。我们生命中的每一刻,都为我们提供了去学习有关人与自然间关系新知识的机会。其中最重要的一个表明这种关系的要素便是合作,这也很好地体现在了植物及与其相关联的有机体上。

就像我们能够在寻求人与自然关系的经历中受益一样,我们也能够从寻求其他生命形式之间关系的过程中获益。植物,是探索自然界中生物体间错杂关系的一个重要目标。它们参与各种不同的,通常也是很复杂的,与其他生命形式的互动。例如,植物生产化学物质,不仅是为了对抗天敌或化感作用,也是为了吸引互助共生的同伴,如昆虫、真菌和其他生物,来帮助它们生存下去。

一个能够很好地表现植物和真菌间共生关系的例子便是菌根,即真菌触须,术语称为菌丝,是像线一样的细丝,它能够生长并渗透进植物的根部。菌根的触须延伸进周围的土壤,吸收营养,然后将这些营养与植物共享。植物并不能依靠自身获取这些额外的养分,因此,植物能够在这种渗透性菌根的帮助下,生长得更大更快,与它周围的植物相比也就具有了一定的优势。当然,菌根也能从中获益,可以从植物获取少量的糖分和其他自身生长所必需的碳水化合物。

自然界中的生物间合作和生物吸引力,也可见于授粉这种形式,不管是通过昆虫、鸟,还是其他动物。通过这种略带诱激的过程与昆虫协力合作的植物被称为虫媒植物,并且这种虫媒传粉的方式具有悠久的自然历史。根据科学家们对昆虫举尾虫(scorpionfly)的史前进化研究,授粉行为的出现实际上要早于花类植物。举尾虫化石表明,这些昆虫具有专门适用的头和口器(mouthpart),被认为是专门为裸子植物传粉进化而成。裸子植物是指具有裸露种子或者种子不包被于子房中的植物,如松柏科的苏铁科类植物。裸子植物比有花植物更早出现在地球上,并且举尾虫对裸子植物的传粉大概比对有花植物早 6200 万年,后者预计最早出现在 1.4 亿到 1.8 亿年前。授粉的背后体现了植物对昆虫们的吸引力。大朵的或鲜艳的花朵的花蜜,或者特殊香味的产生,仅是虫媒植物用来吸引特定类型昆虫的机制中的一部分,不管是蜜蜂、蝴蝶,还是甲虫。为了回报它们的努力,传粉者们能获得多种类型的奖品,如油类、糖分,或树脂。

在某些情况下,一种类型的动物,如蜜蜂或者蜂鸟,会全权负责一种开花植物的传粉。这种关系,是成千上万年的协

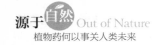

同进化和特化的结果，其中以依靠专门的传粉者进行授粉的特殊种类兰花最为常见。某些种类的兰花对这种方式尤其情有独钟，以确保它们授粉的成功。它们进行食物欺诱，即向传粉者提供有关食物的虚假希望，最后却根本不提供给传粉者食物。它们还进行性欺诱，即产生雌性信息素，以吸引雄性昆虫，并诱惑它们与花儿进行所谓的"交配"。这些类型的兰花的欺诱是具有特异性的，与具体的动物种类及兰花种类对应相关。如生长在澳大利亚和新西兰的一种舌兰（*Chiloglottis trapeziformis*）就会使用性欺诱来吸引一种名叫 thynnine 的雄性黄蜂（*Neozeleboria cryptoides*）。当这种黄蜂试图与这种舌兰"交配"时，它便会携带上该兰花的花粉。失望于花儿并未给它应有的回报，它会嗡嗡飞离，前往同种兰花的另一朵花，在它又一次试图与该植物"交配"时，它背上覆盖的花粉会被刷落到雌花上。

在与授粉者相关的植物中，兰花是个例外。其他大多数植物已经进化成为依赖于种类相对多样的昆虫。这些昆虫会造访很多不同种类的植物，通常被称为广义传粉媒介。通过多种昆虫传粉的植物，必须耗费更多的精力来生产花粉以确保其传播。相反，与基本单一的授粉者拥有授粉关系的植物，以其具有比较高的授粉成功率，就可以保存更多精力来分配给其他各种活动，包括生长或防御。

授粉只是有花植物繁殖周期的一个阶段。一旦受精的胚珠发育成为种子,周围的子房等组织增大,就形成了果实。果实中种子的传播是植物繁殖的下一个步骤。植物可以依靠风、重力或水等因素来传播它的种子,还可以依赖某种动物来传播。植物成为地球上最成功的种群之一的一个重要原因就是,它肆无忌惮地利用着动物的生理机能。它们通常对传粉者施行利诱,用不可抗拒的颜色和香味引诱传粉者。它们还对动物施加不可抗拒的力量,用甜美的奖励来引诱果实食用者们,然后等待它们及它们的消化系统把种子遗弃到新的地方。当然,人类也同样容易被果实那鲜嫩多汁的外表和口感所诱惑。看到果园中的人们被成熟水果的浓郁香味所围绕,不禁让人想起农神节。但是这种愉悦与耽溺,对人类和其他动物而言仅是暂时的,对植物而言却是永恒的。

在过去的几千年中,随着这种依赖动物的种子传播方式的发展,有花植物最终发现动物的胃肠道、皮毛,以及食物囤积行为,都是可以充分利用的有利条件。那些依靠动物消化作用传播的植物,通常会有专门的设计,以便种子在穿肠而过时对抗动物肠胃中的恶劣环境。有些物种的种子甚至具有异常坚固的外壳包被,因为它们需要防止被强腐蚀性的胃液所消化。在其他情况下,传播则仅仅通过一些种子自有的适应性特征来完成,例如,具有毛刺,就使得种子可以在一个对其一无所知的动物的皮毛上搭便车,直到它们最终失去抓力而掉在某个遥远的地方。而另一些动物,如松鼠、某

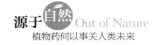

些鸟类[包括橡实啄木鸟和松鸦（jay）]，会把种子埋在隐秘的地方，以便在食物资源变得稀缺时也可以获得食物。最终，在此期间，如果种子正好被埋在适宜生长的地方，它们就可能会遵从最基本的生命机制引导而生根发芽。不管采取的是哪种方式，种子的动物传播有助于植物向更远的距离分布，这是由于动物会带着种子远离植物母体，有时甚至可以远到几十英里之外。

　　某些种类的植物，还因它们与周围别的生命形式之间其他类型的密切关系而获益。例如，金合欢树与能咬人的 *Pseudomyrmex* 蚂蚁具有互惠互利的关系。人们发现，这两种完全不同的生命形式一同居住在地球的热带地区。金合欢树借助这种蚂蚁的好斗本能来抵御饥饿的食草动物，特别是各种类型的昆虫。这种蚂蚁有时甚至也能摧毁其他染指金合欢树领地的植物。作为回报，金合欢树将组织中富含的蛋白质提供给这些蚂蚁作为食物，并且开放自己肥大而中空的棘刺作为蚂蚁们舒适且安全的筑巢场所。

　　共生的驱动力来源于每个参与者都能从这种关系中获得某种好处这一事实。从这个意义上说，它应该和生物热爱生命的天性是有所不同的。生物热爱生命的天性的假说，其主要观点之一就是要认识到地球上各种不同形式的生命都有其生存的权利，即使它们对我们似乎并没有直接或明显的利用价值。我们生活在一个更大的生态群落里，并且，尽管我们可能居于该群落金字塔的顶端,这个群落却无疑是由一个庞大而复杂的生命系统所支撑的。在这个系统中,我们受到依赖关系和相互影响的约束。虽然许多关系和作用还未完全被科学地理解,但是它们在生态上依旧被认为是极其重要的。

这个群落的生态法则的许多方面,在本质上是可观测到的。其中最明显的一个,就是出现在有限区域中多种不同生命形式间的自然协调,也就是和谐。比如,在地球上生物多样性方面最有代表性的热带雨林,不夸张地讲,有成千上万种独特的生物,不可避免地存在具有竞争关系的不同群体。尽管如此,混合在竞争和较量中的则是努力的协作,以及至少是表面上的相互尊重,这对维持更大的生命整体在群落中的平衡至关重要。单个物种的消失,甚至仅仅是单个物种的繁殖或种群数下降,都足以打破整个群落的平衡。

现代人类文明正在因其破坏生态系统平衡、逐步危害物种,并消灭生物多样性的行为而日益臭名昭著。在森林中肆意砍伐的我们,并没有注意到被掀翻在地的鸟巢,或被电锯的轰鸣吓得惊慌逃窜的树干中的居民,诸如负鼠、松鼠和老鼠等。犀牛、老虎和鲸鱼面对偷猎者的武器无力防御,植物被入侵的物种逼到了绝路。人类的许多发明,如许多全地形交通工具中的两冲程发动机沙滩车、雪地摩托车和摩托艇,正在污染着我们周围的空气和水源。而战争和核战,则是可以在不

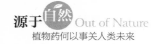
经意之间就能毁灭自然的顶级规模的行为。它们不仅可以抹除人类的存在，包括人类的生命、文化和历史，也可以消灭周围数英里之内的所有生物和生态系统。

不管我们怎样自我安慰，告诉自己我们的道德和宗教是多么的完整，我们的日常生活还是正在缓慢地、悄无声息地破坏着环境。并且，尽管有很多行为活动都只是我们现代生活习以为常的一部分，它们仍然可以被视为对环境的无意识的破坏行为。我们许多人并不需要对自己驾驶汽车，或者自己的一贯消费，进行有效的辩解，因为这些行为已被认为是一种经济意义上的必需。经济，几乎一直是凌驾于环境利益之上的，这不仅是以环境的生物学效能为代价的，同时也牺牲了人类对自然的热情和兴趣的培养，最终导致环境健康被彻底地破坏。而后者，正是生物热爱生命的天性要我们关注的问题。我们被窗外世界所吸引的天性，已通过古往今来对自然的探索而很好地展现出来，这些探索很多是博物学家和植物学家们在他们探索发现新物种的过程中，忍受了各种难以想象的生理上、心理上和经济上的困难才得以完成的。

纵观历史，人类为了采集植物而进行自然之旅。进行这些旅行，最初的目的就是采集植物为食，就和那些以打猎和采集为生的民族一样。在世界上的大多数地方，这种植物采集模式后来被诸如小麦和大麦等农作物的耕种所取代。再后来，博物学家开始长途跋涉的探险周游，只为发现未知的非本土的物种。当然,这时候就已经并不局限于植物的发现了。博物学家渴求一切未知生物的标本,包括昆虫和罕见的哺乳动物。他们对带回的各种不同的东西进行鉴定、编目和保存,并时常将其作为私人收藏的一部分。有时候,他们也把这些东西陈列在博物馆中与公众分享。就植物而言,稀有的种子常被贮藏在实力雄厚的植物园或温室中,高价向公众兜售,或者,仅提供给少数的达官贵人。

许多人痴迷于培育那些需要精心照顾的、罕见的,或者拥有美丽花朵的树木和植物。在众多受欢迎的植物中,果树最先受到人们的青睐,特别是无花果果树。杰利科(Jericho)的一处考古学遗址发现的无花果,估计已存世 11400 年,并且被认为是专门作为食物种植的。在漫长的农业发展历史中,无花果果树的栽培可能比第一批农作物,即小麦和大麦,要早出现 1000 年之久。

从古希腊时起,收集新植物一般来说就是为了耕种。在希腊,植物耕种的开始要远早于公元前 1200 年古希腊文明的出现。但是不同于人们踏上远离希腊的征途去寻找标本的模式,在希腊许多食用或药用的植物,都是通过已建立的贸易通路传播到这片土地上的。希腊最初建立贸易互通道路的对象是环绕西南亚的近东,包括一些阿拉伯国家和非洲东北部。欧洲几种早期的农作物就是来自近东,并且最早就是通过希腊引进的。已知地中海沿岸出现得最早的农作物是大麦,出

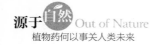
现时间为公元前 6000 年到公元前 5000 年,并且在其耕种方面取得了巨大的成功。

尽管古希腊人和全世界的其他种族为各种用途采集植物的活动已经持续了成千上万年,最早的文字记载却是来自于埃及人专门为收集非本土植物而进行的探险,可以追溯到公元前 1495 年。这份史料描述了哈特谢普苏特(Hatshepsut)女王要求植物学家们远赴索马里收集乳香木的记载。几百年后,在 17 世纪,植物的猎寻探险迎来了热潮。这项活动最初是由欧洲人,特别是英国人所发起的,园艺活动(在贵族阶层尤其盛行)、基础科学兴趣以及寻找可实际药用的新植物的那些愿望更推进了这项活动。

17 世纪较知名的植物搜寻者是老约翰·特雷迪斯康特(John Tradescant)(约 1570—1638)和小约翰·特雷迪斯康特(John Tradescant)(1608—1662),他们都对英国的植物学做出了重要而巨大的贡献。在老特雷迪斯康特为索尔兹伯里(Salisbury)第一伯爵罗伯特·塞西尔(Robert Cecil)工作时,他在 1610 年和 1611 年被派往法国及欧洲的一些低地国家。他在这些旅行中收集植物,以增添到他雇主的花园中。他在 1618 年还去了俄罗斯,以搜寻新的、不同寻常的植物,随后又同他的新雇主——白金汉宫第一公爵乔治·维利尔斯(George Villiers)造访了阿尔及尔和巴黎。老特雷迪斯康特在索里郡结束了他的职业生涯,在奥特兰兹宫(Oatlands

Palace)为他的陛下的花园、葡萄园和桑蚕园充当守护人。

老特雷迪斯康特不仅以其在植物培育方面的技术而闻名,而且在各种不同物种的收集方面同样令人印象深刻,他通过旅行带回了各种植物、动物和多种"奇物"。小特雷迪斯康特同样为了收集植物而游历四方,他曾三次赴弗吉尼亚探险,以搜集北美的植物物种。随着老特雷迪斯康特于 1638 年逝世,小特雷迪斯康特接替了他父亲在奥特兰兹宫的职位。总之,父子两人都为英格兰引进了多种新植物,包括弗吉尼亚紫鸭跖草、落羽杉、美国樱草、米迦勒雏菊和北美鹅掌楸。

尽管两位特雷迪斯康特对植物学贡献巨大,但是被称为"现代植物猎寻之父"的却是英国的约瑟夫・班克斯(Joseph Banks)爵士(1743—1820)。班克斯出生于伦敦,是一个富有的、享有特权的农场主之子。他的姓氏和财富为他带来了便利,供他一路读到了牛津大学基督教会学院(Christ Church College)。1764 年,班克斯的父亲去世,他继承了一大笔遗产,使其立刻进入了大不列颠最富有者的行列。班克斯可以用他的钱去做很多事,但他热爱植物学,所以他选择追随自己的爱好,进行环球旅行,以搜寻罕见的、非本土的植物。1766 年,他等到了自己的第一次机会:以博物学家的身份登上了沿着纽芬兰和拉布拉多的海岸线行驶的皇家海军舰艇尼日尔号。在这次航行中,他收集到了大量的植物标本,并为所有标本做了命名和特征描述。

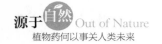

在他随尼日尔号舰艇出行两年后,班克斯了解到詹姆斯·库克(James Cook)船长即将指挥一艘名为奋进号的舰船进行一次环游世界的航行。旅行途中的不同目的地,可以为植物研究提供巨大帮助,这对班克斯来说简直就是无法抗拒的吸引。他为自己及其他九位成员支付了船票,其中五位成员帮助他收集、编目以及描绘标本,另外四人则是随从人员。奋进号从英格兰出发前往马德拉群岛,再到里约热内卢和火地群岛。绕过南美南端后,它继续西行至塔西提岛,然后沿着新西兰环行,经过澳大利亚东部边缘,掠过了印度尼西亚群岛的南部。在开普敦和圣海伦娜岛停泊后,横穿北大西洋回到了英国。对于班克斯来讲,搭乘奋进号的这三年航行,是令人惊奇的、危险的,并且是沮丧的,这些感受主要是由他们在停驻地与当地居民发生的冲突所导致的。比如,在里约热内卢时,班克斯被当地总督唐·安东尼奥·德·莫拉(Don Antonio de Moura)禁止靠岸。因为总督根本就不相信他们给出的在这儿中途停留的理由。班克斯被迫偷偷登陆。他们白天研究并收集当地植物标本,到晚上趁着黑暗再回到奋进号上。在火地岛,班克斯和他的队员们再次停船上岸。尽管这次他们没有遇到人为的阻力,但是他们遇见了凶猛的暴风雪。他的两名随从被冻死。当船只抵达塔西提岛时,班克斯再一次发现他几乎没有时间去搜寻植物——他的大部分时间都被耗费在了阻止当地人和船员间随时可能爆发的冲突上。

随着班克斯重返英格兰，他开始干劲十足地整理他历尽艰辛收集到的那些标本。最终，他编目了总计 110 个新属和 1300 个新种。他随后担任了伦敦英国皇家植物园邱园的植物科学顾问。这个位置是英王乔治三世在 1772 年为他特设的。英王被班克斯的成果所吸引，并与这位勇于冒险的植物学家成了朋友。班克斯发现的物种中，最为著名的是澳大利亚的永不凋谢的麦秆菊、南美的白榆、新西兰的一种豆目四翅槐，以及在澳大利亚被称为斑克木的一种树木。

1772 年，时任邱园花园杂务工的弗朗西斯·马逊（Francis Masson）登上了以可靠而闻名的船长詹姆斯·库克指挥的皇家海军舰艇决心号，开始了航行。班克斯本来计划自己随决心号出海，但是在发现膳宿欠佳之后，他推荐了马逊代替他的位置。这艘船的目的地是开普敦。尽管不再有像他在英格兰那样舒适的生活，马逊迅速适应了他作为植物猎寻者的新角色。在 1772 到 1773 年间，他三次深入南非内部进行长途旅行，并且每次都探索不同的区域。他走过了博克维尔德（Bokkeveld）山脉、罗赫费尔德（Roggeveld）山脉和霍屯督奥朗（Hottentots Hollands）山脉，以及它们之间的所有地方。在这些探险过程中，陪伴他的是瑞典博物学家卡尔·彼得·桑伯格（Carl Peter Thunberg），一个经常给他带来郁闷的家伙。尽管马逊经常与桑伯格争论不休，事实证明，他们两个的组合还是行之有效的。马逊在 1775 年回到故土时，已发

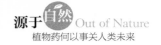

现了数百种欧洲人尚不知晓的物种,包括天堂鸟花。

显然,回到邱园后,马逊就已经对下一次的探险跃跃欲试了。他渴望再次踏上征途,去搜寻当时非常有限的英国植物学知识体系之外那些未知的植物。从 1776 年到 1785 年,马逊前往北大西洋群岛探险,游历了包括马德拉群岛、亚速尔群岛、加那利群岛等岛屿,还去了西印度群岛和丹吉尔。他在 1786 年返回开普敦,并在那儿度过了接下来的九年光阴。他在后来的这些穿越南非的旅行中发现了马蹄莲(*Zantedeschia aethiopica*)。马逊带回的引起欧洲园艺家关注的其他植物包括:帝王花、孤挺花、多年生雪叶莲和白延龄草。他在一次去北美的探险中发现了后面这些物种。他于 1805 年在北美去世。

来自邱园英国王室的另一位著名植物猎寻者是约瑟夫·道尔顿·胡克(Joseph Dalton Hooker)爵士。胡克在格拉斯哥大学研究植物学和医学。他的第一次探险始于 1839 年,由詹姆斯·克拉克·罗斯(James Clark Ross)爵士邀请他成为皇家海军舰艇幽冥号上的一员,前往南极洲。胡克在舰船每次停下来补给时,都去探索当地植物并收集标本。撇开南极洲的寒冷、黑暗和死寂,这次航行将这名年轻人带到了很多植物资源丰富的地方,包括马德拉群岛、好望角、德瑟莱申岛、范迪门斯地(塔斯马尼亚岛),新西兰和赫米特岛。胡克的这次旅行历时三年。在他回去后不久,他就开始着手安排去了世界上一个特别的地方——印度的一次旅行,这使他能够将印度的本地植物和生长在南极寒冷气候下的植物进行比对。他最有兴趣造访的地方是位于喜马拉雅东部的锡金。1847 年他终于出发了,作为一名乘客登上了西顿号,前往埃及的亚历山大,在那里登上前往加尔各答的印度汽轮 Moozuffer 号。抵达加尔各答后,他继续步行至大吉岭,开始了对异域植物的探索。

在他等待获取当地政府对其探索群山深处的许可期间,胡克成功地使自己沉浸在了对大吉岭这一相对有限范围的探索中。他的努力使他发现了华丽的巨魁杜鹃(*Rhododendron grande*)、开黄花的杯毛杜鹃(*Rhododendron falconeri*)和坎贝尔的木兰属(*Magnolia*)植物。最终,通过与当局的艰苦争论,当然是在英国强大的军事威胁之下的争论,胡克获准进入了喜马拉雅山。他穿越这些崎岖山脉的旅行,被证明是以自然科学名义进行的历史上最高产的探险之一。胡克和他的收集小组遇到了许多形式的生命体,包括很多新种的昆虫、鸟类和植物。他的发现还包括大量杜鹃花属新种和多种野花,如头序报春(*Primula capitata*)和锡金报春(*P. sikkimensis*)。他的印度之旅结束后,胡克又到访了黎巴嫩、摩洛哥和北美。他为邱园收集了品类繁多的种子和标本。后来他也成为查尔斯·达尔文的进化论的一个重要拥护者——他发现进化论特别适用于植物。

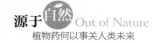

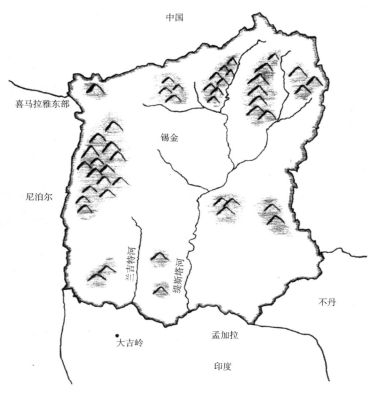

中国

喜马拉雅东部

锡金

尼泊尔

兰吉特河

缇斯塔河

不丹

大吉岭

孟加拉

印度

● 约瑟夫·道尔顿·胡克爵士在位于喜马拉雅东麓的锡金时发现了许多不同
  种类的植物

　　其他著名的植物猎寻者则包括苏格兰植物学家大卫·道
格拉斯（David Douglas）和罗伯特·福琼（Robert Fortune）。
道格拉斯最著名的贡献可能就是把北美的道格拉斯冷杉带入
了斯康王宫（Scone Palace）。福琼在亚洲进行了多次探险，并
因其为欧洲园艺引入了日本香柏、金钟连翘、中国杜鹃、迎春
花和另一种被称作锦带花（*Weigela florida*）的落叶灌木而出

名。不同于道格拉斯的独自忍受艰辛,罗伯特·福琼将自己的经历公之于众,揭露了痴迷的植物猎寻者们为了获得标本所遭遇的种种极度困难,这些新物种的发现与他们的收入和声望密切相关。

在伦敦园艺学会,也就是现在的皇家园艺协会的资助下,福琼于 1843 年乘船前往中国进行探险。那里普遍被英国植物鉴赏家们认为是非常重要的、有待开发的植物王国。由于缺乏足够的资金和装备来保护自己,福琼遭遇了盗窃等不同的攻击,包括盗匪的袭击。在到访的许多城镇,他常遭到当地人的攻击。对外国人顽固的敌意,使他只能乔装得像当地人以避免被认出。他寻找一些不引人注目的服饰,摆出一副中国人的姿态特征,甚至模仿当地的发型。他的努力得到了回报。当福琼于 1846 年返回英国时,他搬回来的是数目不菲的保存在沃德箱(类似现在的玻璃缸)中的鲜活植物,以及成箱的种子和风干的标本。

这之后,福琼又两次造访了中国,还多次前往北美和日本。他穿当地服饰以乔装随俗的尝试,在他后来的中国探险中发挥了重要作用,使他得以在苏州和浙江附近发现了茶树。他对英国文化的最卓越的贡献之一,就是 19 世纪中期,他在喜马拉雅山麓建立了茶园,不仅为印度引种了茶树,还有中国的茶叶种植"专家"(当时多为一些诱骗抓捕的中国茶农——译者注)。

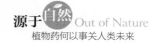

而现今已知的最负盛名的植物之一"猪笼草",是由托马斯·洛比(Thomas Lobb)介绍给英国园艺家们的。洛比在1843年以植物猎寻者的身份被雄心勃勃的维奇父子园艺公司(Veitch & Sons)派去东南亚,在当地浓密的雨林中搜寻兰花以及那些即使最挑剔的英国园艺家们也渴望得到的热带植物。他经常被昆虫围攻,被水蛭吸血,艰难地穿过倾盆大雨、刺骨的寒冷和接连不断的沼泽。最终,他在马来半岛上发现了猪笼草。洛比一生进行了好几次猎寻植物的探险,并且为公司带回了珍贵的兰花,包括蓝兰花、狐尾兰和受欢迎的月兰。

随着专业的植物猎寻工作变得更加复杂且更具竞争性,特别考虑到被业余的猎寻者找到的植物财富,越来越多的植物学家们被派出执行特定的任务。对欧内斯特·威尔逊(Ernest Wilson)来说尤其如此。在1899年,23周岁的他,受维奇父子园艺公司派遣,乘船去中国寻找落叶珙桐。威尔逊一到香港,一位英国医务官就递给了他一张单株珙桐所在地的地图。这个地图实际是涵盖了占地数千平方英里的区域。然而,威尔逊最终还是找到了那棵树并收集到了它的种子。摆脱了失败的恐惧后,他继续他的第一次远征,并找到了多种植物,包括猕猴桃。

威尔逊于1902年返回英格兰,并且在下一年再次被派往西藏,溯长江而上,以寻找全缘叶绿绒蒿。他再一次成功了,并且也同样发现了许多其他植物,包括珍贵的岷江百合。1905 年回国时,威尔逊为他的雇主运回了约 2400 种标本以及超过 500 种的种子。他随后又多次远赴中国,甚至在他徒步穿越山脉,在两个地方摔断了腿后,仍然收集到了大量植物的标本和种子。他为西方植物界引进了血皮槭、双盾木和烛台报春花等多种植物。

同福琼相似,在爱丁堡的皇家植物园工作的乔治·福雷斯特(George Forrest)也去了中国。在他 1904 年第一次成行时,一大批植物正从远东引进,而他最初的赞助商阿瑟·吉尔平·布利(Arthur Kilpin Bulley)便想要趁机大批购进。福雷斯特此行的目的地是与云南西北部接壤的西藏,这地方对于植物猎寻者来讲尚是一片完全没有开发的荒野。他不知道的是,在这崎岖而又宁静的景致下,却正在涌动着政治的动荡。西藏的喇嘛武力统治着这片地区,并且反感正日渐渗入他们的土地和文化的其他人和英国人。就在福雷斯特抵达西藏边境附近的那段时间,喇嘛们正不遗余力地在他们的村庄中消灭外来入侵者。当他了解到攻击者们打算对他所驻留的地方进行突然袭击时,他和那儿的其他 60 个人,包括妇女和儿童,立刻撤离了当地。尽管如此,他们还是遭到了袭击,而福雷斯特是唯一的幸存者。他偶然碰见了在附近村庄的一队傈僳族人,跟着他们在夜幕的掩护下进行长时间的连夜奔波,只在白天作短暂休息,几天之后饥饿和乏力开始不断侵扰他们。有

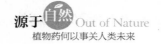

一次,他踩上了一个竹扦,脚被戳穿并留下了一个酷刑般的伤口。虽然承受着所有这些苦难,福雷斯特最终成功逃离了。在这痛苦的经历中,他丢掉了全部家当。当他为化为泡影的2000种标本哀叹时,就如任何一个称职的植物猎寻者一样,他意识到他需要继续前行。他是坚定不移的,因为他是一个博物学家,也是一个苏格兰人。

逃离了喇嘛的恐怖袭击并且恢复健康之后,福雷斯特对于探索并了解自然之神奇的热情,被重新唤醒了。在发现了新种的杜鹃、百合及其他有花植物并收集到了大量种子之后,福雷斯特于1906年回到了英国。在随后的几年里,他曾六次到访中国。其中后来的几次是由1915年成立的杜鹃花学会资助的。与该学会的联系使福雷斯特为英国园艺引进了大量的杜鹃花。他还因引进几种山茶属的茶科植物和孔雀蓝的中国龙胆属植物而出名。

法·金·瓦特(Frank Kingdon-Ward)则是继福雷斯特之后的伟大植物猎寻者之一,一位来自兰开夏郡的英国人。但与其说是伟大植物学家的家乡,相比而言,兰开夏郡可能更因盛产奶酪而出名。金·瓦特拥有和现代科学家,如威尔逊以及诸多的自然资源保护者们,一样的那种对自然的最基本的爱。在19岁的时候,他旅行到了上海,并在那里成了一名教师。尽管如此,他真正的兴趣还是探险和研究自然史。1909年,他暂时离开了他的教职,加入了一次横穿中国西部的生态探险。他熟知胡克的探险经历,并且热情地帮助了美国人马尔克姆·安德森(Malcolm P. Anderson)收集动物标本。沿途他发现了多个新的物种,包括两种鼩鼱和一种老鼠。

1911 年,金·瓦特回到上海后,资助了福雷斯特第一次中国探险的商人阿瑟·吉尔平·布利联系到了他。尽管他缺乏经验,布利还是聘任了这个年轻人作为一名植物猎寻者。金·瓦特接受了这份工作,并且在那之后不久就前往云南,向大理进发。与福雷斯特相似,他同样成为当地政治动荡的受害者,需要不时地逃离可能到来的侵犯和袭击。尽管如此,他还是逐渐喜欢上了那遍布野花的云南乡村。并且,也和他的那些先行者一样,多次到中国探险,寻找新的、本国没有的植物并带回他的国家。虽然他最出名的是引进了藏蓝罂粟,但他也向英国运送了好几种杜鹃花、报春花和很受欢迎的枸子属鹿蹄草。

在金·瓦特之后,人们对在遥远大陆上猎寻植物的资助日渐减少,因为很多人开始相信所有最好的和最重要的植物都已经被发现了。显然,在金·瓦特第一次踏上穿越中国的征途之时,有些备受追捧的物种已经开始濒临灭绝了。19 世纪中期到 20 世纪初这段时间内,非洲、美国和亚洲境内的数十种植物已灭绝。这些损失大多数是由农业扩张和森林开发导致的,这些行为破坏了对这些植物生存来讲所必需的生态环境和生物因素,包括当地气候的改变和火灾。

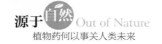

人们对猎寻植物兴趣的下降,几乎与基于植物的药品开发减少发生在同一时期。不必细说,在 20 世纪初,世界正在快速地发生着变化。从汽车到空调再到速溶咖啡,新技术在不断地涌现。在有效药物的生产过程中,化学的进步把不需要的植物移出了我们的视野。直到近年来,科学家们才意识到,由于森林的过度砍伐和动物生存环境的破坏,人们需要面对植物多样性的消失这一窘境了。动物需要特定的生存环境,而这些环境只能由植物及支撑它们的传粉者来提供。

外来植物的发现,以及小麦、大麦和其他农作物的耕种,无疑是人类文明的重大进步。但是植物和人类之间的相关性,尤其是它们的药用性,出现时期要远早于园艺和作物驯化。人类想要探索自然、接触自然的冲动,无疑是最古老的人类行为之一,不仅存在于古代对药用植物的探寻,也存在于更早的其他原始人种对食用植物的寻找,这种寻找甚至要远早于我们的灵长类祖先将植物用作食物的时期。

但是人类与植物互动的本能驱动,到底到了哪种程度呢?我们要回溯到多久之前,才能通过调查发现证据来更好地了解我们的先祖是怎样使用植物的?在寻找史前人类使用植物的原因时,对野外动物行为的调查却令人大开眼界,该类调查与其他研究均表明,我们人类将植物用作食物来源并非是突然的进化。仅在少数情况下,如当人们由于主要食物来源迅速流失而正忍受饥饿或营养缺乏时,或者甚至可能只是出于一时的好奇,他们也有可能会偶然发现某些植物种类的食用价值。在这些情况下,可能是本能和必要性驱使他们进行了试错式的植物摄入。在其他情况下,人类使用植物的方式,以及人们会被何种植物所吸引,都是非常漫长的灵长类进化过程的产物。

通过对自然世界的观察,人类对生命有了基本的认知,包括生命的模式和生命的循环,这些认知随即融入了我们的日常生活和社会体系。其他生命形式对这些模式和循环的认知,要远早于最早的人类。

不幸的是,科学家们对史前人类和植物间相互作用的认知,受限于证据的极度匮乏。所谓史前时期,也就是没有任何书面记录的时期。因此,科学家们必须依靠大量细节的拼凑,才能对这些早期活动进行描绘总结,以得出结论。炭化植物遗迹的发现,对确定时间的追溯尤为重要。其他信息来源还包括考古研究找到的证据、对本土居民口口相传的药用传统的理解,以及当前植物的分布和使用信息。

有关史前人类使用植物的方式的信息,也可以通过其他方法来搜集。对史前人类饮食习惯的研究,经常涉及对其曾经居住过的洞穴和活动区域中发现的粪便化石或者排泄物化石的分析。现代科技已使得科学家们具有分析粪便化石内所含 DNA 的能力,找出特异匹配的植物叶绿体基因序列,并将这些序列与数据库中的已知序列进行匹配。将这种分子方法

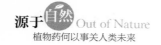

应用于在得克萨斯州西南方的海因兹洞穴（Hinds Cave）中发现的粪便化石，结果表明居住在洞里的人摄入过多种植物，包括鼠李和一种沙漠植物（福桂花科的一种，可能是蔓仙人掌）。基于现今对鼠李和蔓仙人掌的认知，这些植物的摄入，可能是为了药用，而不是食物。距今11450年前，生活在这些山洞中的人类，可能在用植物进行自我治疗。

在有记载的历史时间内，对某些植物药用特性的发现仍然时有发生。被发现具有可以治疗人类疾病特性的植物，就常常被纳入传统治疗方法之中。为了寻找这些植物，人们不得不远游去探索他们周围的环境。世界上拥有最丰富的关于古代植物应用历史记载的地方，就是印度和中国。

印度，是一个具有丰富植物多样性的地方，就像欧洲植物猎寻者在19世纪和20世纪发现的那样，这无疑也为古代居民提供了发现药用植物种类的绝佳机会。这片区域约有8000种不同类型的植物，从尼姆树（印度苦楝树）到樟脑树（香樟），再到芦荟，都被发现拥有治疗作用。其中很大一部分植物还被印度医师用作常规治疗，并且现代科学家们已在研究多种被用作传统药物的植物，辨识其中新的生物活性成分，以进行新药开发。

很多古代的治病师使用的草药，也被用作香料而添加到多种传统美食之中。在印度的豆蔻丘陵，这里的热带常青庇荫树可以为香料豆蔻的生长提供至关重要的遮阴。原产于该丘陵的其他香料,包括肉豆蔻和柠檬草,还有其他不同的植物,包括茶、竹子和咖啡豆,在那里都有种植。小豆蔻的心皮具有粗糙的质感和强烈的香气。在传统印度草药疗法中,其果实白蔻被用来治疗胃部不适、痔疮和支气管炎。

小豆蔻,好多个世纪都在印度土生土长。随着香料成为贸易商品,其果实白蔻被传播到了世界各地,并且越来越多地被用在印度以外区域的食物烹饪中。印度人开始专门种植小豆蔻,来收集果皮。这发生在 19 世纪早期,并且使得白蔻成了世界上最贵的香料之一。现如今,其天然产地采用了一套农林业土地管理系统来种植小豆蔻,即将这种香料种植在园中其他林木的下面或周围。小豆蔻非常喜欢这些庇荫林木植被所提供的阴影庇护。然而,看起来并不是所有的庇荫树提供的阴影都具有同样的效果。尤其是,森林的砍伐和植物的流失已经使得小豆蔻种植变得困难。树木之间的阴影断带和某些树种较差的遮光效果,阻碍了小豆蔻每季的再生,导致种植区的产量下降。这反过来又导致了豆蔻生长困难时,往往需要耕种其他替换农作物,如茶和咖啡,后者更容易生长且每季产量稳定。然而,要种植这些替换作物,土地需要净化。

在印度正兴盛阿育吠陀医学的时候,中国的传统医学体系已稳固建立。和印度一样,中国的传统医学不仅受到人与自然世界的精神联系的影响,也受到自然地理,即土地和环境的形貌与特点的影响。现代中国的土地,已经受到了过度

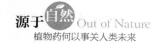
放牧、采矿、森林砍伐、人口过多和水坝建设等影响。这些因素已经影响了整个国家的自然生态系统,特别是在黄土高原——这一仅有 8％ 土地还未被开发的区域,尽管此处已在加强保护工作,但未来一段时间内情况估计还会变糟。中国生物多样性消失的一个相关因素,就是药用植物的过度开发。而对那些稀有珍贵动物的捕猎,更加剧了生物多样性的消失,这些动物的某些身体部位在传统医学中被认为具有极高的药用价值。

中国的医药体系历史悠久,无疑是由于中国人对于土地具有更丰富的情感和感情,这一点与西方的工业化态度有着显著区别。中国医学有很多依靠草药的传统。正因为如此,它拥有数千种之多的植物治疗方法。几千年来,中国人已收集并编目了所有他们认为具有药物用途的植物。古代中国人,和古代印度人一样,都是科学家,他们进行实验并采用试错的方法来确定哪些植物具有治愈特性以及每种植物最适合作为哪种病症的治疗方法。中国人与自然、与哲学的关系非常紧密。而现代中国看起来更善于分析,并且科技进步的动力非常强劲。在很多时候,这种科技进步强过了人类热爱生命的天性。尽管这片遥远的土地对自然天生的爱,同世界上的许多其他地方一样,随着一代又一代的繁衍更替而开始日趋减弱,但有趣的是,传统医学的知识,却像一个巨大的反弹一样被保留了下来,尤其是在 20 世纪初,政府就开始考虑以大型运动的方式来推动传统医学成为常规医学了。

无论古今,印度和中国的植物疗法对很多人都发挥着重要作用。基于植物的治疗方法在传统药用中占到了85%,并且,在亚洲和非洲,大约80%的人还是完全依赖于传统形式的治疗。当然,经济发达国家的医药已经获得了突飞猛进的发展。对于生活在这些人数上占世界绝大多数的"贫困区域"而疾病缠身的人们而言,他们的需求正是药物和科技发展的重要源泉。

随着民族植物学家和民族药理学家对印度和中国,以及其他古代社会如中美和南美的医疗体系背后的人和植物的历史的研究不断深入,我们可以预见常规医学和传统医学间的一次更大的融合。这两种医学方式的融合,将在全球范围内朝着显著推进医学实践的方向发展。但是要想做到这一点,对于植物药标准化的必要性需要达成普遍共识。这不仅是为了满足现代药物开发的要求,也是为了促进新的化合物发现,来研制出对目前尚无法治疗的疾病行之有效的药物,进而造福全世界人民。常规医学的支持者和从业人员,必须要认识并尊重古代疗法这种全球数十亿人所依赖的医学形式。这是不小的功绩。而目前,我们遇到的最大障碍,就是当前人与自然间的不和谐关系。

史前和古代人类文明中,植物用途的研究和植物猎寻探

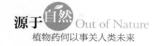

险的历史,为人类与自然的关系提供了真实的依据。不管是为了生存,还是为了发现自然世界内在的美,我们的祖先都曾努力与自然进行接触。今天,我们继续寻求与自然的接触,来寻找无所不在的美,从花到鸟,再到小虫子,都是如此。但是,我们现代人对美的感知,可以说更多地却是根植于想要获得对事物的一个系统化认知的动力,而不是源自人类对自然的本能热爱。前者只是被科技驱动的人类行为的一个方面,并且让我们不断沉迷其中,没有止境。而后者,是一个已经严重衰减、细若游丝的源自生命本身的原动力。人类的科技驱动力,是我们发明和发现一切事物的根源,它描绘了人类智慧的一面,表达了我们渴望对自然进行改造和征服的本性。

然而,我们的生存依靠的是自然和科技,因此,我们需要与自然共存。这意味着,我们要与地球上所有其他生命形式共同生存在脆弱的平衡中。人性提醒着我们,我们只是这个生物王国的一分子而已。我们有能力来重新发现充斥于我们生活中的自然的作用,并且我们可以加强自然和人类间的联系,以及强化有效的环保道德规范。但是,所有这些,都是建立在这样一个假设的基础之上的:通过与自然的互动,那些决定我们热爱生命的天性的基因群可以被激活而获得最大程度的表达。我们越是频繁地与自然世界互动,相信这些基因也就变得越是敏感,我们因此也就可以更好地辨识自然界中的危险,以及更加清晰地感知我们周围随处可见的美丽与优雅。依据生物热爱生命天性的假说,这些"初始"状态的基因会被传递给下一代,为我们的子孙后代提供有效的对自然的敏感。如果真是如此,为了我们这个物种热爱生命的天性能真正被唤醒,我们必须与动物接触,与植物接触,与外面的世界接触。换句话说,我们必须要暂时离开我们的沙发、电脑,还有电视。

第4章 在地球花园里

（In Earth's Garden）

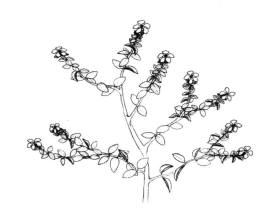

● 长春花
（*Catharanthus roseus*）

自然的一个最奇妙之处，就是她所蕴含的巨大信息体系。从进化的第一缕曙光开始，人类就一直在学习与探索自然，但是，直到最近的几百年内，我们才开始对自然最本质的规律，譬如光合作用和自然选择，有了一些基本的了解。如今，人类的自我认知，以及对生命进化过程中自身所处位置的认知，正在急剧地增长。然而，对于自然最具有实践性的认知，仍然是来自于人类个体与自然之间的互动。并且，从人类第一次与自然接触开始，这个认知体系就在一直持续的增长，渗入了我们的日常生活,造就了人类文化。

花园是自然在人类社会生活中的展现,也是人类对植物依赖与喜爱的象征。人们通过花园让自然来到自己身边,以此获取供给和宁静。无论什么种族、语言或者地域,人们通过栽培花卉、蔬菜、树木、草药得以一窥作为人类的意义。可以说,不管是大是小、是公是私,所有的花园都是由植物构成的,而正是植物,构成了我们世界上最大的花园——地球花园的基础。无论是丛林、平原、湿地、沙漠、农田、牧场,还是公园,它们都从属于地球花园。作为人类,我们只是地球花园中数以百万计的物种中的一员,我们的一举一动都能够使这个花园葱茏茂盛,也能使它损毁湮灭。

每一个花园都是一个自然之窗,我们透过这扇窗,来消磨时光,以体验作为我们人类的基本需求。一床野花,一坛香草,几亩花圃,山泉棋布,庭树婀娜,这些都可能是花园的一部分。许多公园对景观的设计十分细致,并且种植了许多专门培育的植株,其中不乏古老的物种。并且,得益于容器园艺(container gardening)方法的发明,土地已变得不再是能让你被花草簇拥的先决条件。这只不过是让花园走进千家万户的一个做法而已,人人皆可为之。

然而,园艺既可以极尽简单,也可以成为一门无比繁杂而充满智慧的技艺,涉及种种关于物种、基因,乃至土壤化学方面的知识。那些浩如烟海的关于园艺的庞杂文献向我们解释

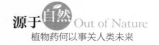
了人类为何需要植物，又应该怎样去利用这些植物。人类关于种植的历史，在很大程度上造就了现代作物的培育方式，同时也阐述了其他利用植物的种种方式。这部历史呈现了人类是如何从一个点缀自然花园的小角色成长为其中的主宰性物种的图景。在这样的一个时代，凭着我们的能力和技术，我们既可以让地球上的植物得以繁衍，也可以让它们灭绝。我们清楚这两者之间的区别，也知道前者如何去完成，后者如何去预防。

早在生根激素、洒水喷头和植物生长灯发明之前，园艺只是以一种原始的"试错"的方式进行的，而且从某种程度而言，现在仍是如此。这在地理和文化上却具有高度的变异性，特别对动机和设计而言。人类最早建立的花园，或许可以追溯到大约公元前 2500 年之前，在地中海的幼发拉底河河谷已经出土了可以证明那时具有的早期有组织的园艺活动的相关记录文献、绘画、木刻以及碑文。

关于早期园艺最确凿的考古证据指出，最早期的园艺可以追溯到埃及第四王朝的创建者斯涅夫鲁（Snefru）统治时期（公元前 2575—前 2467）。在那一时期的墓室墙壁上，考古学家发现了相关石刻，上面描绘着花园与葡萄园。园林中是人工栽植的树和一片湖。在那一时期较为普遍的树种主要有西克莫无花果树、柽柳以及鳄梨等等。地中海扇形棕榈、纸莎草的叶子，还有蓝色埃及睡莲的花朵，在那时也经常用来装饰陶器、建筑以及公共场所。在此后的几个世纪里,埃及的园艺越来越趋向于几何化的审美观念,譬如夹道的笔直绿树、精心规划的花园,以及四四方方的池塘。

在古埃及,人类已经开始使用外来植物装饰他们的花园。大约在公元前 1495 年,哈特谢普苏特女王下令让古埃及的植物学家去寻找的香树,实际上就是为了装饰底比斯神殿(Thebes)、停灵庙(Deir el-Bahri),同时用于焚香。而早在哈特谢普苏特女王引进香树之前,古埃及就已经有了引进的树种,譬如曼德拉草和石榴树。在此之后,亚州矢车菊、红罂粟和罂粟都被相继引进。而且,似乎不少古埃及的法老和皇后都醉心于引进外来植物以经营他们的精致庭院。在古埃及阿马纳(Tel el-Amarna)古城遗址上,那片在公元前 14 世纪曾经是阿肯那吞(Akhenaten)及其皇后娜芙缇缇(Nefertiti)居住的土地上,据说曾经伫立过一座以太阳神阿托恩之名而建的花园。考古学研究指出,那时庭院中已经有了枣椰树、埃及姜果棕以及石榴树的种植。

一些支持植物培育的特殊系统,譬如运河以及灌溉系统等,也由此在古文明世界中发展了起来。通过将汹涌的底格里斯河与幼发拉底河分流到焦灼的两河平原,即美索不达米亚平原。运河的出现使得农业能够在此扎根并供应此地区越来越多居民的不断增长的食物需求。早在公元 3 世纪左右,这些人造水路已经由苏美尔人引进并开始运作,值得一提的

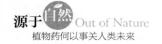

是，苏美尔人还创建了世界上第一套书写体系。美索不达米亚平原更为人所知的则是吉尔伽美什史诗，这是一部记载都市国家乌鲁克的君王吉尔伽美什的史诗。乌鲁克在诗中被描绘为拥有占其领土 1/3 的花园，并且是古代七大奇迹之一——巴比伦空中花园的所在之处。

在公元前 689 年，南美索不达米亚的首都巴比伦城，被亚述人夷为平地。随后，亚述人在此区域快速建立了属于他们自己的王国，坐落于尼尼微城周围。流离失所的巴比伦人不久之后联合了塞西亚人（伊朗人中的一支，属于游牧部落），以及米堤亚人（伊朗人中的一支，定居于底格里斯河岸的米底亚地区），攻陷了尼尼微城，从而于公元前 612 年重掌了政权。新登基的巴比伦国王尼布甲尼撒二世（Nebuchadnezzar）重建了巴比伦城，并且正是在此处，尼布甲尼撒二世为他的妻子米堤亚（Median）公主安美依迪丝（Amytis）设计了空中花园作为礼物。古希腊的历史学家所遗留的手稿仔细地描绘了空中花园，并且根据记载，它们将巴比伦的空中花园视为古代文明的七大奇迹之一。直至今日，巴比伦空中花园仍然拥有着这一殊荣，只是它存在的实质证据却近乎没有。

米堤亚公主的波斯血统也许为空中花园屋顶的设计以及园中植物的品种选择提供了灵感。门柱以及窗台上垂下的长长藤蔓造成一种幻觉，这样的屋顶设计使得整个花园呈现出仿佛是悬停在空中的一种效果。古希腊的历史学家西西里的狄奥多罗斯（Diodorus Siculus）为我们提供了这座空中花园的描述，这样的描述或多或少地被认为是接近于真实的空中花园。他描述了这样一种抬升地貌，地貌的抬升是依靠阶梯围构而成，其中间杂着用作花园的平地。每个阶梯都稠密地栽种着各种草木。同时，这里还被认为配置有能够将大量溪水运达空中花园的机器。狄奥多罗斯认为，这是一种水利系统，曾经被用来将幼发拉底河水抽运到沿河平原用于灌溉。这种机器也许与阿基米德螺旋泵类似，那是一种以其设计者——古希腊伟大的数学家阿基米德的名字命名的，用于把船只中的水转送出去的设备。这种螺旋泵后来被发现还具有从低处运水到高处以灌溉作物的作用。人们普遍认为，古巴比伦的空中花园是第一批使用这种精心打造的灌溉设备的花园之一。

虽然如今存留的楔形碑文、建筑残垣以及其他考古学的证据都指明古巴比伦城的确曾经存在，但是巴比伦空中花园的存在与否，却需另当别论。古希腊学者对于古巴比伦首都的阶梯状花园的描述曾一度被认为是空中花园存在的证据，而这些描述大部分来源于约公元前 290 年古巴比伦祭司贝罗索斯（Berossus）的手稿。许多贝罗索斯所写的篇章，譬如对尼布甲尼撒二世为其妻子建造花园的描述，曾广泛被后人引述。其他对于空中花园的描述则来自于古希腊的历史学家以及古罗马地理学家斯特拉波（Strabo）。斯特拉波曾记录下了

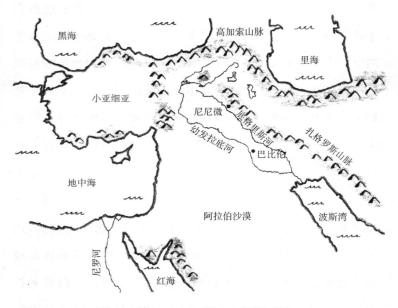

黑海

高加索山脉

里海

小亚细亚

尼尼微

底格里斯河

幼发拉底河

巴比伦

扎格罗斯山脉

地中海

阿拉伯沙漠

波斯湾

尼罗河

红海

● 约公元17世纪时美索不达米亚以及巴比伦和尼尼微的位置

巴比伦城墙的厚度为32英尺,以及城中那些四方形的带有矢状穹顶、由烧结砖构筑而成的平台。古希腊物理学家与历史学家克特西亚斯(Ctesias)也曾经对空中花园进行过描写,这些内容大部分集中在他的23卷的《波斯志》(Persica)中。虽然巴比伦的空中花园如今没有存留的遗迹,但是现存的关于空中花园的记载已经足以勾起人们的遐想。许多现代的花园都以这一迷人的园景作为其设计的追求。

古巴比伦人用芳香靓丽的花朵以及硕果累累的果树来点缀土地的理念,和他们的土地一同被古希腊人继承了下来。当公元前331年亚历山大大帝掌控了巴比伦之后,古希腊历史中的希腊化时期便拉开了序幕。最终,亚历山大大帝的领土覆盖了非洲、大部分欧洲、中东、地中海地区以及波斯区域。希腊化时期的花园糅合了这些地域的文化以及拜占庭帝国的园艺传统。拜占庭帝国是古希腊的一段文明,在公元前8世纪沿着伊斯坦布尔海峡崛起。

《吉尔伽美什史诗》(*Epic of Gilgamesh*)让学者们得以一窥古巴比伦空中花园的芳容,类似地,古希腊的书籍则让我们对早期地中海文明阶段所培育的园艺作物有了一个大致的了解。在《奥德赛》(*Odyssey*)中,荷马对英雄阿尔喀诺俄斯(Alcinous)的花园进行了描述。这座花园一直被认为是建立于爱奥尼亚海上的克基拉岛,有石榴树、苹果树、梨树、无花果树以及橄榄树点缀其中。史诗中所描述的庞杂树种以及山泉藩篱,被认为是荷马理想中的花园,显然这样的精致诗句很可能夹杂着那些在史诗编撰时期,甚至更早之前,就已经存在的乡村花园的痕迹。

植物在古希腊有多种用处,其中包括药用、遮阴、激发绘画灵感、陶器装饰以及私人花园与公共场所的装饰。雅典城外柏拉图所创建的阿加德米学院就拥有成片的橄榄树和悬铃树花园,这些花园是学员们沉思的绝佳场所。古希腊哲人伊比鸠鲁(Epicurus)也对此情有独钟,在离阿加德米学院不远的地方建造了自己的花园。伊比鸠鲁的花园并不对公众开放,在此伊比鸠鲁创建了快乐主义哲学。在当时的雅典城内,

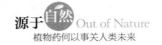

诸如白杨木、柏树、圣栎、石松、大红栎和冷杉等树种都被广泛栽植，用于道路绿化以及街市装饰。雅典的神殿花园就是古希腊第一次尝试有组织地设计花园的典型例子。

园艺劳动被古希腊人认为是奴隶的职责。地位显赫的人们，时常仅仅沉醉于花园的奢华之中，而将繁杂的园艺劳动留给他们的奴隶来完成。当然这也有例外，譬如波斯王子小赛勒斯（Cyrus）。随着时间的推移，植物栽培渐渐被认为是一种技艺。亚里士多德于公元前335到前334年所创建的吕刻俄斯学院，就是一所旨在培养学生育种和栽培植物以供亚历山大大帝观赏的公众学院。

希腊化时期的奢华花园与后来精致的古罗马庭院有许多相似之处。在城市及其周边区域，花园具有许多作用，而加图（Cato）、瓦罗（Varro）、帕莱迪乌（Palladius）以及小普林尼（Pliny）等人的作品中都提到罗马人对自然景观的迷恋以及对异域奇花异草的沉醉。许多古罗马的豪宅常常附带有花园的设计，而在古罗马以及古希腊，波斯风格的花园甚为流行，它以葳蕤点缀花园的植物和环绕花园的栏栅为特点。

在庞贝古城（Pompeii）以及赫库兰尼姆古城（Herculaneum）的考古挖掘揭露了古罗马时期花园中多种不同的设计元素，包括花床以及泉水等景观。庞贝古城中的花园在公元79年维苏威火山爆发所喷出的火山灰的保护下得以完整保存。而其他花园则往往只可见于古罗马的书籍之中，或者仅有残留的遗迹,譬如卢库拉斯的花园以及哈德里安在蒂夭利的花园。虽然哈德里安在其花园中种植的树木品种尚未明确,但是似乎在整个庭院建筑群中,每个建筑都会有花草树木的规划,在少数建筑中还有渠道与泉水布于其间。

古罗马人广泛利用并悉心栽培各种植物。古罗马人甚至还撰写了栽种手册,用以指导特定植物的种植、栽培以及收获等所需的一系列技巧,包括一年中最适合的栽种时间、修剪枝丫的方法、如何最佳地培育苗圃等等。古罗马庭院中较为经典的观赏植物包括荆棘、玫瑰、月桂、莨苕、木兰以及常绿灌木等。就像其他古文明引进外来植物一样,罗马人同样为他们的花园也引进了国外的植物,譬如从希腊爱奥尼亚岛屿引进到意大利半岛的悬铃木。

有组织地对植物进行培育的理念随后传入了伊斯兰。伊斯兰花园的设计竭尽了当时已有的对植物的认知,而这些知识最初大多来自于古希腊人的科学记录,并被翻译为阿拉伯语言。伊斯兰花园的设计深受可兰经的影响:在水池以及灌溉系统中,水的洁净性被特别强调,并作为一种象征意义而存在。覆盖中东、印度以及远东和其他区域的广阔贸易网络,为伊斯兰花园繁多的植物品种提供了条件,从香蕉到玫瑰、芜菁、悬铃木以及罂粟等,不胜枚举。

古希腊和古罗马花园的奢华绝艳随着罗马帝国的落幕而衰落,而这也标志着中世纪的开始。随着黑暗降临到整个欧

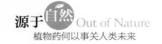

洲社会,人们对于学习和科学的兴趣衰退了。科学的进步开始放慢,甚至在某些层面而言,是退步了。关于园艺的技艺近乎消失。经过几个世纪的混乱统治,并且随着对艺术以及科学的追求的衰减,许多人开始转向超自然的信仰而放弃了对自然世界现象的探索。

在中世纪时期,植物学的关键进展有一部分是在修道院完成的。在这些修道院中,学习被认为也是生活的一个重要方面。虽然那里的花园一开始也仅仅只是为生产食物而设,但是几个世纪之后,许多药用植物以及非食用性植物也开始在花园中种植。这些非食用性植物大大丰富了修道院的美。来自蔬果与鲜花的芳香,树叶的婆娑细语,以及往返匆忙的昆虫,仿佛是在提醒上帝将美善赐给卑微尘世的万能与恩典。

许多中世纪花园是为了种植药用植物而存在的。在7世纪,被称为"园艺守护者"的圣菲阿克尔(Saint Fiacre)在法国的莫城附近创建了一个以药用植物闻名的花园。但大多数的中世纪花园却往往具有双重职责:生产食用植物以及药用植物。在那时,植物更多地被视为是一种资源,最直观的例子是中世纪的人们可以将一片森林夷为平地来获取木材,以用于制造除了石筑城堡以外的几乎任何东西。在很多层面上而言,当今时代对于植物和动物的观点就是中世纪这种自然资源取之不尽、用之不竭观点的延续。

大部分为古代人所熟识的花草树木,对于中世纪的学者而言一样熟悉。杏树、无花果树、桃树以及梨树等,经由罗马人引入,得以在欧洲北部种植。同样,玫瑰、百合以及大麻也被前人引入了欧洲。然而尽管中世纪修道院的园丁们普遍拥有关于植物移植、修剪以及育种的知识,大多数的普通人对于除了那些可能在家中种植的植物品种以外的植物栽培却知之甚少。从阿尔卑斯北部区域引进的植物,包括各种柑橘类植物,在那时由于缺乏正常生长所必需的精心照料而几近灭绝。

根据历史记载,修道院的园丁热衷于种子贸易与作物嫁接,这使得他们所种植的果蔬与花卉种类十分丰富,同时居住在修道院的人们似乎也都或多或少懂得一些植物培育的知识。随着西班牙人对古希腊与中东历史了解的深入,他们必然从中学到了更多有关植物和农业的知识。随后阿拉伯人与西班牙人开拓了贸易之路,这也许就是诸如鸢尾花和迷迭香等植物进入欧洲的路径。慢慢地,花园由修道院的厨房花园向更为精致美丽的观赏性花园转变,诸如神圣罗马帝国皇帝腓特烈二世(Frederick II)在纽伦堡所建造的花园。然而,这些花园与罗马人和阿拉伯人的花园相比,仍然相形见绌。

随着阿拉伯人的贸易深入到欧洲的其他地区,那些曾经只为阿拉伯人所知的植物开始大量出现在欧洲的花园中。然而很多物种并不能适应北方的寒冷气候。只有诸如棕榈和橄

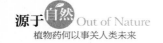

榄树等植物坚挺地存活了下来。在 11 世纪初,亚历山大·耐克汉姆（Alexander Neckam）撰写的《论器具》（*De Naturis Rerum*）一书中,描写了那些能够在欧洲种植的花草树木的品种。在接下来的一个世纪里,艾尔伯图斯·麦格努斯（Albertus Magnus）编撰了培育花园花草的一系列书籍。麦格努斯是一位药草种植的爱好者。而耐克汉姆则似乎也被诸如紫罗兰、玫瑰以及金盏花、曼德拉草和罂粟等观赏性植物所吸引。这两位大师为欧洲人带来了崭新而通俗的关于园艺植物的文献。随之而来的,便是观赏性花园这一概念的自然而然的流行。与伊斯兰花园类似,后中世纪时代的观赏性花园也兼具两种功能:花园中不同种类的花卉是对基督教教义不同元素的诠释,这赋予了中世纪的花园许多宗教符号,而花园本身却是一个富于浪漫的场所。中世纪的花园既是伊甸园的化身,也是杰弗雷·乔叟（Geoffrey Chaucer）笔下乐园的所在。它既是庄严的,也是迷幻的。

这时的花园也逐渐成了商业实体。花园出产的果蔬的贸易虽然在此之前的文明中就早已存在,但是中世纪的商业化花园则更像是当今城郊大农场的雏形,为城里的居民提供食物来源。在中世纪的欧洲,专业的园丁在诸如伦敦等大城市的郊区大量修建花园与园圃。蔬果、花卉以及其他植物等在此大量种植,并在城市的街市售卖以获取利润。

在中世纪即将结束的时候,为城堡或者别墅修建的小型花园开始流行了起来。经典花园设计的复兴也激发了设计者的创造力,奢华而庞大的花园被用以装点贵族阶层的宅邸。艺术与文化曾经在中世纪近乎窒息的压迫之下长期蛰伏,如今在文艺复兴的润泽下开始蓬勃发展,而花园这一植物的领地也随之成为艺术的所在。在意大利,受到古典主题的启发,花园建筑师重新引进了藤架凉亭,利用藤蔓植物的攀附而形成天然的葳蕤亭盖。雕塑、泉水、楼阁以及洞岩,都为这个时期的花园增添了全新的元素。相比之下,人们对中世纪的那些实用性花园已兴味索然。

对观赏性花园近乎痴迷的追求,以及毫不吝惜的成本挥斥,将文艺复兴时期的花园引领到了一个前所未有的极致。梵蒂冈的美景宫庭院、佛罗伦萨的美第奇别墅以及蒂沃利的埃斯特庄园,都是文艺复兴时期花园大胆创新的象征。蒂沃利的埃斯特庄园是在公元 1550 年左右由建筑师皮罗·利戈里奥(Pirro Ligorio)设计,是文艺复兴时期文化的缩影,并在 2001 年被认定为世界文化遗产。这座花园用水量之巨大、雕塑之华美以及格局之壮观,都是无可比拟的。但是,就其所种植的植物而言,这座花园并没有什么卓越之处。

意大利式花园的建筑风格翻越阿尔卑斯山脉传入了法国,在这里花园主要是为了衬托其周围的平坦地貌而建造。法国文艺复兴时期花园的典范莫过于枫丹白露宫、翁布瓦兹堡以及蒂伊尔里宫。横渡过英吉利海峡后,文艺复兴风格的

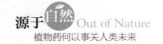
花园设计一开始却与传统的哥特式建筑并不相容。但是随后意大利风格的花园建筑与英国本土的都铎王朝风格设计和伊丽莎白式设计开始相互融合，并产生了经过精心规划的花园建筑风格，譬如赫里福德的汉普顿宫以及萨里的无双宫。这些花园保存了英国浪漫主义的建筑风格，使用了大量的鸟兽雕塑来点缀，而不像意大利风格的经典花园一样使用人物雕像。但是到了 16 世纪至 18 世纪左右的巴洛克时期，英国以及大部分欧洲的花园，设计的主题逐渐从自然转移到了人对自然的控制以及舞台效果方面。花园建造的目的是给观赏者以深刻印象，而其实用意义已经越来越淡化。在接下来的几个世纪里，人们开始觉得这些奢华花园十分生硬而不自然，这一缺点通常只能勉强地用喷泉等水流来加以掩饰。

18 世纪到 19 世纪的后罗马时期，又出现了重返自然花园的风潮。这一重返自然的主题，即尽量少的去人工干预园林的成长，以最大限度地维持花园最自然的状态。在此后又多次成为潮流。同时，启蒙运动开始在英国与欧洲大陆兴起，接踵而至的就是人类在植物科学知识方面的极大进步。在这一时期之前，由于新大陆植物学家以及三位德国植物学先驱奥托·布伦费尔斯（Otto Brunfels）、希罗宁姆斯·博克（Hieronymus Bock）和富克斯·莱昂哈德（Fuchs Leonhard）的伟大工作，植物的科学知识，特别是在药学领域的知识，有了本质上的突破。随着文艺复兴时期花园奢华程度的不断增进,人们对植物自身的兴趣也不断增长。这一兴趣特别体现在人们对那些在英国以及欧洲大陆都甚为罕见的异域植物日益增长的喜爱上。人们对植物培育的了解,在许多方面而言,是从一个懵懂时代开始了,也就是说,之前对于培育土壤的化学成分以及配种方式还都尚未完全明了。林奈的分类系统直至 18 世纪中期才出现,在此命名系统中,同种植物在不同地区的名称往往不同。然而异域植物的独特性即使没有拉丁名称也显而易见。这些植物不同寻常的特质,备受欧洲人的珍视。在文艺复兴时代,这些植物因为其奇异性以及可收藏性而声名卓著,致使后来专业的植物收集者们远赴世界各地,以寻求新的植物品种。

在启蒙运动时期,大部分关于植物的新知识都来源于此前欧洲各所大学的研究进展。随着中世纪的落幕和文艺复兴的登场,学者们开始重新审视古希腊时期自然主义者们的著作,以及当时同时代植物学家的论述。随着布伦费尔斯的《草本植物志》(*Herbarium vivac eicones*)、博克的《新药草书》(*Kreuterbock*)、富克斯的《植物史评论》(*De Historia Stirpium Commentarii Insignes*)等著作的发表,植物学的整个知识体系得到了快速的扩充。

文艺复兴时期自由思考的倡导,让自然花园的概念得到了广泛接受。这种花园的设计是基于自然景观自身并不规则的地貌特点,相比此前的花园设计风格而言,更少了构架上的几何约束。同时，这些花园对于灌溉与人工照顾的需求也就相对较少。而如今，从融入自然景观到只种植当地固有植物品种等等，"自然花园"的概念具有多样的含义，然而它们根本的理念却是一致的，即自然可以自力更生。自然状态下的园艺，会利用本土的植物长久以来形成的适应性特征，譬如利用尖刺来防御食草类动物的侵扰，以及利用特殊的叶片结构来防止水分的流失。培育的过程因为人为介入的降低以及当地植物的种植而大大简化，因为这些植物长久以来已经适应了当地的土壤、气候环境和野生动植物。

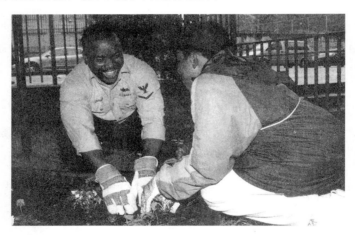

● 园艺为人类提供了与自然接触的良好机会。照片显示的是在纽约布鲁克林的一所学校的花园中，一位美国海军志愿者和一个学生正在种花。［照片来源：美国海军三级军士吉娜·M. 萨穆埃尔（Gina M. De Jesus）］

自然园艺，一个重要的构成元素就是其吸引野生生物的潜能。一个区域的植物可以吸引该区域的动物，而且更重要的是，这些植物能够供养这些当地的动物。一株只能够由某一种特定昆虫进行授粉的异域植物,在一个完全陌生的环境中,假如没有人为干预,那么其存活的概率是很低的。然而,倘若外来植物通过生存竞争取代了当地原有的植物种群,这样就会迫使当地原有的动物种群只能到其他地区去觅食栖息。一片原来覆盖着众多当地植物的土地,假如现今被修剪整齐的草坪、排列笔直的灌木,以及外来花卉构成的花床所取代,那么这样的土地一般来说几乎不可能存在什么特别的野生生物,除了那些适应性特别强的常见物种。因此,当我们沉醉于奢华花园所带来的美学与宗教意义上的愉悦之时,我们往往忽略了这种愉悦是以牺牲了当地动植物的生存为代价的。

大多数拥有自己花园的人们,只是为了享受身处户外所带给他们的乐趣。他们观赏着自己的植物一周周地生长,聆听着鸟语虫鸣,并从中感受到由衷的欣悦。通过种植本土的植物,以供养原生态的动物种群,这也许才是花园真正吸引人的地方。打理花园这种爱好,其最大的乐趣,既存在于被众多旺盛生命簇拥着所带来的愉悦,也存在于每一次看似单调的劳作之中,譬如翻土与播种等等。这种愉悦似乎也可以从生理学上得到解释:通过与土壤中细菌的直接接触,能够刺激脑内 5-羟色胺的释放,而这种生物分子常被用作抗抑郁药物的靶标。

坐落于我们后院中的小小花园,悄悄提醒着自然的神奇。

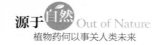

而国家公园等其他保护区却更加深沉地展示着地球花园的美丽和重要。在那里，人类受到约束，不去打扰自然，植物和动物的关系也一如他们进化的历程，自然而然。而所有这些，都会让任何一个观察者在随随便便的一个发现上就痴迷不已。

在当今人口前所未有地剧烈膨胀的这样一个时代，国家公园概念的推行，可能是对环境而言最为重要的事情之一。人们长久以来一致认识到了自然的内在之美，但是却苦于不能找到长久保持这种自然之美的方法。在 19 世纪末，国家公园在美国诞生，这与美国的工业革命发生在同一时期。接下来，和现在一样，人们计算着、谋划着。有些人预见了一些进展，而其他人看到的却只是在这貌似无垠的国土上日益增加的人口，以及其中有多少潜在的消费者。

将国家公园内所有的土地全部保留的想法，来自于约塞米蒂（Yosemite）。在三藩市东边不远处的约塞米蒂，是一个遍布着山峦、瀑布、冰川、牧场和众多野生物种的地方。这是一片崎岖的地域，并且自古就是印第安人栖息的家园。然而，当 1830 至 1850 年代，来自欧洲的白人殖民者来到这片陆地上时，原有的安宁与原住民都受到了剥削与毁灭的威胁。建筑师雷德里克·劳·奥姆斯（Frederick Law Olmsted）是约塞米蒂第一批守卫者之一，他也曾监管了纽约中央公园的建立。奥姆斯在 1860 年代早期，寻访了约塞米蒂，并且立即迷恋于那里的美景。他决定和当地的保护主义者一同推进这片土地的保护工作。在 1864 年亚伯拉罕·林肯总统签署了《约赛米蒂土地赠与法案》(Yosemite Land Grant)，将整个约赛米蒂区域置于全国公营信托之下。奥姆斯在其后被任命为委员会的代表，监督看管这片土地。他自费勘测了这片区域的边界，同时也懂得保护这片土地的必要性。因此，他还想把这片土地作为"野生公园"留给后代享用。

奥姆斯对约塞米蒂的这份情感，同样引发了许多造访过这片区域的知名画家以及自然主义者的内心共鸣，这份情感不仅促成了约塞米蒂国家公园的发展，同时也促使国家公园这样的概念在美国的成形。在 1890 年，约塞米蒂区域终于获得了公园的称谓，成为全美第二座国家公园（黄石国家公园建于 1872 年，是美国第一座国家公园）。从被置于公营信托之下，到最后成为国家公园，约塞米蒂经历了巨大的成长，并且承载了众多的期望。约翰·缪尔(John Muir)于 1868 年到访此地，并成为将约塞米蒂建设为国家公园的重要支持者之一。画家阿尔贝特·比尔史伯特(Albert Bierstadt)和摄影师卡尔顿·沃特金斯(Carlton Watkins)也曾游历约塞米蒂。比尔史伯特受身旁美景的启迪，创造了诸如"约塞米蒂之巅"、"约塞米蒂峡谷"等艺术作品，精彩地捕捉到了这片土地的绝美。沃特金斯的摄影作品也同样迷人。所以，当来自东海岸的富人们观赏这些作品的时候，也不禁对这片土地产生了深深的好奇，想要一睹为快。因此，即使是在奥姆斯等人的悉心保护

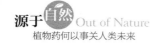
下,约塞米蒂仍然在一定程度上遭遇了开发。这片古老的土地上开始建立崭新的酒店,商店也开始在此营业,多条小路在这片土地延伸,大片的空地被开辟出来以供游人露营,新建造的中央太平洋铁路也途经此处。约塞米蒂因此迎来了潮水般的观光者。在如此之短的时间内,开展了如此密集的活动,其后果就是人类活动改变了约塞米蒂的很大一部分区域。所以,时至今日,约塞米蒂国家公园的管理人员仍然严格控制每年到访此处的人数。虽然从经济效益而言,接待游客越多公园收益也就越多,但是这对栖息于公园之内的自然居民而言却是一种罹难。

位于怀俄明州西北角落以及爱达荷州西北山区边界的黄石区域,于1872年3月1日开始受到美国政府保护,此举迈出了保留自然区域进程中的关键一步。黄石区域一直保持着其原始的状态,与一度饱受观光者与殖民者摧残的约塞米蒂截然不同。常年以来,只有美国原住民知晓黄石的存在,他们世代在这片山区中活动,追捕野牛、采撷野菜。

除了印第安土著之外,第一批邂逅黄石的人是探险家与狩猎者。这些到访者们,当初肯定为黄石与众不同的特质所震惊。黄石的峡谷、草场、温泉、瀑布和石化树折服了这里的每一位造访者。在探险家到来之后的几十年,勘探人员才开始探测这片土地,然而许多地域因地势险峻而避免了过度勘探。直至1869年三位伟大的探险家戴维·福尔松(David E.

Folsom)、查尔斯·库克(Charles W. Cook)和威廉姆·彼得森(William Peterson)自行进入黄石深处那些传闻未曾有探险者成功归来的地域,这块土地的神秘面纱才稍被撩起。一年之后,这三位探险家从黄石归来,满载关于黄石自然特征的详细信息。同一年,来自地质调查局的勘察者们发起了第二次勘探,印证了这三位探险家的发现,并促成了一系列关于黄石地域科学文章的发表。

在1871年,从这些勘探中汲取了丰富经验的国家地质调查局局长费迪南德·海登(Fredinand Hayden)发起了后来被称为"海登地质勘测"的探索活动。这次勘探远比以前的历次都为细致,并且勘探队伍中还包括了众多自然学家、植物学家、动物学家和艺术家,以详尽记录探索中的各种新信息。海登和他的队员认识到黄石内在的价值远不能用金钱或者物质来衡量,即使是对一个正在进行工业革命的国家而言也是如此。他们随后向国会提议将整片黄石区域保留下来。这项提议在1872年被总统尤利塞斯·格兰特批准,由此建立了黄石国家公园。在公园建立的早期,管理人员面临着铺设道路、建立游客中心以及制定公园规章等困难,但是即便在建园伊始,纵横将近3470平方英里(2220800英亩)的黄石公园,依然近乎完整地保存下了她的野性。

1919年,当初建立国家公园管理局的原班人马又成立了国家公园保护协会。这类机构一个主要的关注点便是保护这

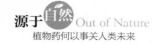

些自然区域的生物多样性以及防止物种减少。但是生物多样性并不仅仅是指在一定区域内所栖息的物种数目,它包含更高生物分类层面上的多样性,即属、科、目、纲、门和界层面上的多样性,以及每个物种种群内的遗传多样性。生态系统的多样性也包含在生物多样性之内,这些不同的生态系统,为截然不同的生物种群提供了栖身之所。在单个生态系统层面上,生物多样性的维持很大程度上取决于地理区域的大小。从这个角度而言,保护一片自然区域就意味着努力保存该生态系统所存留的部分。

在一片凭靠巨大山脉或水系而与世隔绝的地理区域内,常常生存着一系列特有的物种。它们唯独在这一区域生存,而不会在这个星球的其他地方出现。位于华盛顿的奥林匹克国家公园是理解这些物种的独特性以及研究地理现象对生物多样性影响的绝佳代表。在这里存活着至少 20 种以上的特有动植物,而整个公园及其所在的奥林匹克半岛区域则是约1450 种植物的家园。由于山脉的屏障,奥林匹克半岛成了一个相对封闭的陆地,当地的特有物种从未在其他地域被发现。由于古冰川运动造成的皮吉特海峡,将奥林匹克半岛与内陆隔离,而胡安德富卡海峡则将奥林匹克半岛北部与温哥华岛相隔离。奥林匹克半岛的西部是太平洋,而南部则是格雷海港和北湾,只留下侧面的一小片区域与北美大陆相连。

奥林匹克国家公园的特有植物大多数是野花,譬如奥林匹克山雏菊、奥林匹克紫罗兰以及奥林匹克吊钟花等。在奥林匹克国家公园以及整个半岛区域内，植物的多样性在很大程度上是地貌抬升与气候多样性的结果。奥林匹斯山的海拔为 7979 英尺，其西面的霍河雨林（Hoh Rain Forest）全年的降雨量为 140～170 英寸，而到位于胡安德富卡海峡沿岸的安吉利斯港（Port Angeles），就已经只有大约 25 英寸了。那儿的气候通常是温暖的，尽管山顶气温可能会降至零下。温和的气候和充足的降水，支持着许多不同种类植物的生长，并保证了树木在成长过程中常年不受霜冻或干旱的侵扰。公园低海拔地区的树木、苔藓和蕨类植物组成的绿色风景，以及高海拔地区夏季鲜艳的紫色、白色和黄色的花卉，都深受当地气候的影响。

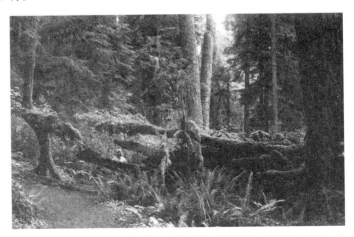

位于华盛顿州的奥林匹克国家公园西面的霍河雨林是温带雨林的一个罕见例子。（照片来源：Jeremy D. Rogers）

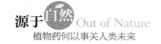
奥林匹克就像所有其他保护区那样,同样具有悠久的自然历史,并且,它成为保护区的过程也同样是一段复杂的政治历史。这个半岛上的树木是造纸用的木质纸浆的重要来源,并且北美云杉因可用来制作某种特定类型的乐器而备受青睐。在 19 世纪晚期,西部的土地赠送法案使得人们只要以极低的价钱就可获得公共的土地。大片的林区被木材公司所收购。在 1890 年代初,土地的私自占有现象终于减少了,森林保护区开始建立。1897 年,格罗弗·克利夫兰(Grover Cleveland)宣布奥林匹克森林保护区的近 1288800 英亩土地都将受到保护,这一举动让木材财阀们倍感沮丧。

最初,该森林是禁止伐木的。但下一年通过了一项提案,让州参议员去游说议员将森林保护区土地用于发展农业。木材财阀迅速行动,然后成功推选了华盛顿一个新的州参议员,他支持伐木,且以发展农业的名义为木材工厂收回了森林保护区的土地。这不仅意味着打着农业的幌子可以继续砍伐森林,而且牲口也可以在保护区的草地放牧。到 1901 年,在总统的许可下,为了木材生产的利益,保护区屈服于政治压力,森林的面积锐减到了 721920 英亩。几年后,在 1909 年,美国总统西奥多·罗斯福意识到本地的麋鹿种群需要额外的保护,因此建立了奥林匹斯山国家纪念碑。罗斯福马鹿,即以他的名字命名,并且,得益于他的热心,直到今天,这些动物还在成群结队地游弋在这片森林之中。

但是,纪念碑的命名并不足以阻挡砍伐森林的力量。保护区的面积一再减小,只剩下了600000英亩。随后,在政治家、环保主义者和自然区保护主义者之间,进行了长达数十年之久的争论。由颇具影响力的博物学家缪尔(Muir)等领导的保护主义者极力施加压力,希望建造一个国家公园,以永远保护这片一息尚存的自然景观。最后,在1938年,美国总统富兰克林·罗斯福向西长途跋涉,亲自视察了那片土地,将其定名为奥林匹克国家公园。尽管如此,顽固的木材商仍在公园的周边区域非法砍伐,并且最后导致了北美云杉和其他树种濒临灭绝。自然资源保护论者的介入,最终使保护措施受到了当地和国家的支持。

尽管奥林匹克国家公园的周遭发生着不少这样的纷争,该公园仍因其丰富的生态系统、生命形式和地质的多样性,以及纯粹的美,于1976年成为了联合国教科文组织生物圈保护区,并于1981年被联合国教科文组织列为世界遗产地之一。大约同一时间,在公园的外围兴建了林场,阻遏了砍伐的向内延伸。今天,开车绕公园西侧行驶,就可以看到幼林在裸露的土地上成长,它们的祖先曾在这里被肆意砍伐。这是一幅奇异而真实的画面,描绘了我们怎样学会与自然共存,欣赏它的美,尊重其中的生命,并且如何对自然资源可持续地使用。

物种间的互动是自然界普遍而必要的特征之一。物种间关系的存在有其内在的原因,其中关系最明显的,得以存活下

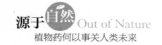

来并获得了生存优势。许多关系都是植物对动物和地势微妙依赖的结果。这些依赖性也意味着许多植物和动物并不直接与其个体生存相关，但对整个生态系统功能的保持起到重要支撑作用。更多地获取关于自然中这些间接关系的知识，对了解我们人类的活动会怎样影响自然界十分重要。在很多情况下，我们的行为间接引起动植物数量的下降，这种下降反过来又会影响人类社会。比如，可作药物来源的植物物种流失，或植物和动物遗传多样性减少到一定程度时，可导致病原体更容易在整个生态系统扩散，而这又会进一步使物种数量减少。

"国家公园"这一概念同样也走出了美国，获得了新的外延。诸如世界自然保护区委员会（World Commission on Protected Areas，WCPA）和部分国际自然及自然资源保护联盟（International Union for Conservation of Nature and Natural Resources，IUCN）等国际组织已经在帮助全世界的国家，想方设法保护和保存自然栖息地。根据世界自然保护区委员会统计，截至2000年，在现存的30000个保护区中，已有约5115850平方英里（3274144000英亩）被纳入了保护。许多公园竭尽全力以维持收支平衡，因此，公园很重要的一点是要在保护自然和刺激经济间取得一个良好的平衡。如果人们不去保护区参观，维持工作将变得困难。但是过多的游客又会极快地破坏生态健康。人们走出了规定的林道，肆意践踏，对垃圾的不正确处理,或者不负责任地给野生动物喂食,都会对公园的自然生态系统造成严重破坏。

人们造访国家公园的理由多种多样——独处,放松,或者是为了一场令人振奋的野外旅行。自然保护区也可以使我们对我们的传统和自然历史有所感触。我们对人类与环境本身的联系很难说得清楚,并且似乎是与生物热爱生命的天性同样的一种亲密关系。当我们置身自然,特别是当我们在国家公园、自然保护区和受保护的荒野等这些物理空间时,我们确实会有所触动,在这些地方,我们会感受到人类的渺小。

我们对自然的关注和与自然的互动,使得我们能够培养出与我们周围的世界有意义的关系。因为我们拥有有关自然的知识,从而拥有了能够保卫它、保护它,或者控制它、损害它的能力。重建这些有意义的关系,对于地球生物多样性的美好未来是必要的。生物世界确实异常复杂。然而,在了解了不同生物形式间互动的多种微妙之后,我们眼里的自然显得更加神奇了。同时,我们也就更加知道了她的坚韧和脆弱。在获得了对自然的认知后,站在大峡谷国家公园的边缘,更像是一种有意义的体验,而不单纯是一种观光游览。人类社会与环境的互动中,越来越多的证据表明,地球生命比我们能够想象到的更加敏感。

地球的生物多样性正在消失。了解它如何消失,以及为什么会消失,是非常重要的,这不仅仅是为了发现与开发新药

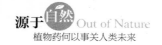
来治疗我们的疾患。所有那些消失的植物、动物和生态群落，无时无刻不在提醒着我们：这个星球上的所有的生命都处在疾病和灭绝的威胁之下。在全球与病魔抗争的时候，问题不是拥有多少药物，或者拥有何种药物。治愈一个患病的世界，所需的远不只是药物。

第5章 消失的生命

（Vanishing Life）

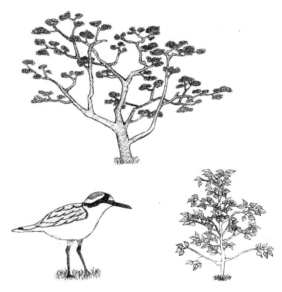

● 上图为产胶树（*Commidendrum*），左图为圣海伦娜千鸟
（*Charadrius sanctaehelenae*），右图为圣海伦娜乌木
（*Trochetiopsis*），它们是圣海伦娜岛上濒临灭绝的物种

　　在地球的发展史上，人类仅是一个新进化出来的物种。我们的人种血统，出现于大约 50 万至 80 万年之前的时期，包括已经灭绝的人类近亲以及现存的人类。相对于最后一些卵生的哺乳动物，如种系分化于 2000 万至 5000 万年前的鸭嘴

117

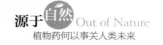

兽和针鼹，与出现在 4100 万年前的最早的维管植物，在地球漫长的历史长河中，我们人类的历史仅仅只算片刻而已。尽管我们自认为人类是世界上非常聪明的物种，然而相较于植物，我们还只是这个星球上的最年轻者。因此，我们在自然中累积的经验知识是相对较少的。纵观人类发展历史，这种经验缺乏会不时地表现在一些不良的行为上：为了自身利益牺牲环境而肆意杀害野生动物、砍伐树木，甚至是仅仅由于不被允许驾驶越野车穿越寂静的荒野而大发脾气。

然而很多人并没有意识到我们已经处在世界上第六次出现的生物集群大规模消亡的中期。大灭绝（mass extinction）是指于现今所发生的广泛及持续的灭绝，或生物集群灭绝，被广泛视为第六次的大规模灭绝事件，又称为第六次大灭绝。它包括了多种生物体的灭绝，尤其是在一个较小的地域跨度内的多种类生物灭绝。作为地球发展历史上的一部分，现在关于大灭绝的相关信息均源自于对化石记录的研究。尽管这些残碎的研究并不完整，但是这些生物体的故事还是向我们展示了距离现在约 6500 万年前的五次大灭绝中所发生的事情，包括：奥陶纪-志留纪灭绝、泥盆纪后期灭绝、二叠纪-三叠纪灭绝、三叠纪-侏罗纪灭绝，以及白垩纪-第三纪灭绝。然而，在五次主要的大灭绝期间或者中间，不间断的也会出现一些连续的"背景式"灭绝，即在不同地域也会周期性地出现一些不同物种的消亡。

尽管前五次大灭绝是由于气候改变、地壳板块运动、海平面浮动、火山活动，以及偶尔的小行星反常所引起，但是第六次大灭绝却是由于人类的活动及其对环境的改变所导致的。如今，尽管气候的这种自然改变作用并不十分明显，但是其作用已经开始影响到了大灭绝的进程，尤其是人为导致的全球变暖，显著地加剧了这一自然进程，而且也将会一直影响我们的生存。

人类对生物多样性的最初影响可以回溯到几千年前。大约在 1 万至 5 万年前，我们古老的祖先似乎就已经在大型哺乳动物的灭绝中扮演了主要角色。猛犸象消失于 3700 年前，尽管这一时间与气候变暖导致的动物栖息地减少时期非常吻合。但是，在人类的狩猎活动出现之前，历史表明，猛犸象曾经成功活过类似的全球变暖时期。

伴随着最早的有组织的人类文明出现，人类活动开始热衷于操控周围的环境。不仅限于捕杀大型动物或者是砍伐植被，人类通过学习控制某些特定的物种，最终还形成了豢养的牲畜和种植的作物。养殖需要空间，就和村庄转变为城市一样，因此人类需要更多的土地和住所。在历史长河中，伴随着人类文明的成长和发展，地球环境原本的连续性日益受到了破坏。那些曾经可以穿越宽阔森林和草原的动物，现如今也只能被关在人类构建的分割的环境板块当中，这也阻碍了它们种群的数量，威胁到它们的生存。

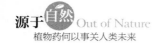

　　直到 20 世纪下半叶,对于人类活动引发灭绝的大多数认识,还只是集中在个别物种的灭绝上。其中最为广泛流传的就是嘟嘟鸟和候鸽,其中嘟嘟鸟是在 17 世纪晚期,由于人类的大量捕杀而灭绝于毛里求斯。最后一只野生候鸽是在 1900 年被射杀,而被捕捉的候鸽最终也在 1914 年死去。在近几个世纪里,很多其他物种也相继灭绝,而且这些灭绝的物种数量,远远多于自然规律本身所能引起的灭绝数量。根据国际保护自然与自然资源联盟(IUCN)统计,在 16 世纪至 2009 年间,已经约有 875 种物种灭绝,其中就包括嘟嘟鸟和候鸽。上述灭绝的物种之中,将近 114 种植物已经完全灭绝,或者其野生物种已经灭绝,如圣海伦娜橄榄树消失于 2003 年,苔类植物 *Radula visiniaca* 消失于 2000 年,苋科植物 *Blutaparon rigidum* 消失于 1999 年,圣海伦娜赤杉消失于 1998 年,金壳果科的 *Licania caldasiana* 消失于 1997 年。大多数情况下,这些植物的灭绝与过度砍伐、开发及栖息地破坏密切相关。那些很久没有出现在野外环境中的植物,基本也可以认为已经处于灭绝的边缘。尽管它们还没有被宣布灭绝,但是人类对其环境的入侵,正在急速地扯断它们生存的那最后一线希望。

　　多数情况下,由于人们对植物本身了解较少,所以灭绝的植物是很少被人们讨论的。然而对于近来消失的一些植物,这种情况发生了改变。通过研究最近十年来灭绝的物种,人们发现,所有的物种灭绝都源自于人类存在这一压倒性的原因。

圣海伦娜岛(St. Helena Island)是一个位于南大西洋,面积 47 平方英里的岛屿。当地植物的灭绝就始于 16 到 17 世纪人类居民的出现。尽管这里地理隔离,距离南美有几千英里,距非洲也在一千英里以上,地形多为岩石、火山和深峡,而且岛屿本身很小,但是人类仍然居住在了这里。由于对柴火和建筑材料的需求,人们大量的砍伐树木。为了建造大农场来养殖猪羊等牲畜,人们大肆开垦。而所有这些行为,都严重地破坏了当地原有的生态环境。在这种破碎的环境下,只有少量的野生物种还能生存下来。

在地质时期的缓慢形成过程中,圣海伦娜岛这种独立的环境保留了当地的一些特有物种:如动物中濒临灭绝的圣海伦娜千鸟,植物中已经灭绝的圣海伦娜橄榄树、黑色的卷心菜树、圣海伦娜乌木,整个胶树属(*Commidendrum*)植物,包括杂交产胶树(bastard gumwood)和异种产胶树(false gumwood),以及圣海伦娜产胶树和那些低矮品种(scrubwood species)。伴随着人类的入侵及生活,圣海伦娜岛上的植物和动物数量急遽减少。

在人类来此居住之后的几个世纪里,圣海伦娜橄榄树就是灭绝物种中的一种。然而 1977 年,在圣海伦娜岛上最高的一座山附近,人们发现了一株野生的圣海伦娜橄榄树(*Nesiota elliptica*),在那一段时间里,人们似乎看到了拯救圣

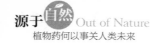

海伦娜橄榄树的一丝希望。但最终在 1990 年代中期，这最后一棵圣海伦娜橄榄树也由于感染真菌而死亡。仅有的被成功栽培的一棵，也于 2003 年枯萎。

圣海伦娜岛上的自然资源保护者一直致力于阻止当地其他植物像圣海伦娜橄榄树那样不幸地消亡。杂交产胶树是一种由植物学家威廉·约翰·伯切尔（William Jone Burchell）在 1806 年至 1810 年间发现，并根据当地人的叫法而命名的一种植物。但不幸的是，在 19 世纪末期，这种植物被认为已经灭绝了。另一种植物 *C. rotundifolium* 已经受到了持续的多种破坏，如其树皮被殖民者带来的羊所啃咬。18 世纪初，建立了植物法以期治理人们对当地有限的植被区域的破坏。这样使得产胶树及其他木材类树木可以被人们栽培。然而这一法律只成功地贯彻了一段时间，最终产胶树还是被推向了灭绝的边缘。20 世纪的大多数时间内，很多人都认为产胶树会和橄榄树一样永远消失。1882 年，一棵产胶树的发现，震惊了当地的植物学家。尽管这棵产胶树几年后也死去了，但是从它身上采集到的种子成功地发芽了。尽管好多培育的后代都没能存活，但到了 2009 年，终于有了一棵独苗。在接下来的几年中，人们集中精力成功地培育幼苗，但是现在怀疑大多数的幼苗不能结果，并且移植后也不能生长。

由于 *Commidendrum* 是圣海伦娜岛当地的植物，所以它们的整个群体的命运都受到了额外的关心。如今仅存 8 棵的野生异种产胶树($C.\ spurium$)也已经严重告急。最初它们数量减少的因素和橄榄树及产胶树是相同的。保护这两种产胶树已经成为一个非常令人沮丧的努力过程。由于植物之间自交不亲和性(self-incompatibility)的基因保护,阻碍着同系繁殖,因此严重影响了它的培育。在杂交产胶树和异种产胶树中,自交不亲和性在于单个植物的胚珠和花粉。这种保护机制在物种进化上,对于保持基因多样性非常重要,尤其是阻止植物自身授粉。在很多植物中,自交不亲和性是由它们自身的基因编码调控的,它包含了一种称作"S基因"的同系繁殖警示。如果该植物的花粉粒与它本身的胚珠相接触,S基因就会阻止该繁殖过程,因此新的幼苗就不会发育。由于自交不亲和性,尽管可以培育杂交的杂交/异种产胶树,但是它们不能同系繁殖来繁衍新的纯种的杂交产胶树或者异种产胶树。许多其他植物也存在着类似的情况,因此,在它们的数量减少到少量的活标本之前就识别并保护这些植物,对于阻止它们的灭绝非常重要。

通过了解人类的活动以及自然因素是如何导致物种灭绝的,才能建立保护它们的有效、长期的解决方案。基于自然本身,尤其是生物多样性而建立的方法往往被忽视。许多简单的道理,就像自然给予我们清澈河水以及肥沃土地的能力,都是我们走了很多弯路之后才认识到的。这些基本的环境因素和过程,支撑着我们的生存。在科学和经济学领域,其又称为

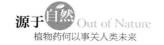

生态系统服务,如食物、水、木材、对侵蚀和洪水的控制、废品的处理、营养物的循环、气温及空气质量的调节、药品、审美价值、生态旅游、文化遗产及娱乐空间等等,都是生态系统服务的例子。

现代生活方式,已经严重影响了生态环境的自然功能。水源的污染越来越严重,多年连续的耕作使得地表侵蚀严重,原始森林已经被夷为平地,这一切都长时间地破坏着生态系统。在未来的几年中,自然服务已经不能够满足人类的需求了。至此,我们开始面对这些问题,承认我们是自然的消费者,利用并浪费从树木、石油到鱼类等等的自然资源。然而还有很多人认为,这些资源是消耗不尽的,至少在我们的有生之年不会被耗竭。

自然是取之不尽、用之不竭的这种想法,使得人们对环境的危害加深了许多。我们大肆砍伐树木来营造我们的家园,在山顶开采矿石,开辟休憩用地、建设和扩展我们的城镇。如今,过半的世界人口都居住在不断扩张的城市中,这一发展正在破坏着自然。人们将水从湿地或者湖泊引流,用来灌溉农作物,将不同种类的动物和植物引进到不同的地方,而那些地方根本就不是它们的自然栖息地,这些活动经常会引发一连串的生态灾难。

不会令人感到惊讶的是,人类的许多活动致使植物和动物容易受到影响而灭绝。全球变暖、沙漠化、持续使用非可再

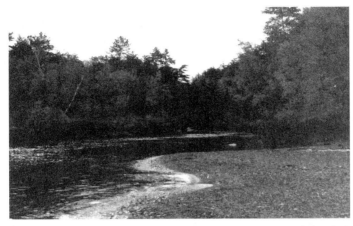

● 自然所提供的清新空气、清澈河水,以及优美景色,就是生态系统服务的最佳例子。在普雷斯克岛河和苏必利尔湖的交界处,最为干净的北美五大湖地区,密歇根州的豪猪山脉野生国家公园等地,这些服务是显而易见的。(照片来源:Jeremy D. Rogers)

生能源、过度浪费,以及不可持续的粮食生产,这些都已成为威胁人类和自然生存的主要因素。在个别国家,社会生态因素,比如低国民生产总值、高二氧化碳排放量、稠密的人口,以及高出生率,这些因素综合地加速了物种灭绝。植物、动物以及自然地形是不可替代的,因此伴随着它们的消失,地球上最多样、风景最优美的那些地方正在日益减少。由于人类的活动而导致的每一个物种的消失,我们都会感到不安,尤其是在精神层面上。

为了阻止自然地貌和野生动植物的消失,人类首先需要辨别哪些地方和哪些物种已经处于最危险的状态,之后就是需要找出原因之所在。生物学家、生态学家、气候学家以及大

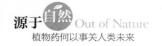

量的其他研究人员，已经投身于世界各地，评估现存物种状态以及它们生存环境的状况。在这个过程中，他们也同时评估人类活动对这些濒临灭绝的生物以及自然地貌的影响程度。国际保护自然与自然资源联盟在收集这些信息的过程中发挥着领导作用。该组织已经建立了一个用于评价物种（植物或者动物）是否应该归于红色濒危物种列表的标准。这个标准的评价，包括了种群大小、地理或者生态位置以及传代时间的长度。当然，其他的因素也会被评价，如种群总量在数量上的下降以及下降的速度，还有地理分布范围的减小等。

然而，解决哪一个物种处于危险状态，以及它们以何种速度消失，这一问题仍非常困难。物种灭绝是一种自然过程，在科学家们能够确定我们人类的影响到底有多大之前，他们必须知道现存物种自然灭绝的模式和速度。目前，研究者只描述了少于 200 万种的地球物种。迄今为止，数量最多、种类最丰富的地方是雨林和与其相似物种密度的栖息地，这也是世界不同地方物种灭绝的模式和速度不同的原因。物种的灭绝倾向于发生在热带雨林，这主要是由于这些地域具有高密度的当地特有物种。了解这种濒危地带和物种的密度，可以用于解释为什么一些地域具有很高的灭绝率，进而成为物种灭绝的核心地带，而另外一些具有类似地理特点的地域，其物种灭绝却较少，灭绝速率也完全不同。基于以上这些知识，化石研究以及对不同物种进化史的探索，科学家们发现，物种自然灭绝速率为每 1～10 年消失 1 个物种。当把生物最丰富和最多样的地方置于最极端的人类压力之下,人类影响因素已经将这一速率加快了一千至一万倍,简直到了极致。

当谈到濒危物种的时候,大多数人首先想到的都是动物,而非植物。动物的消失,能煽起人们复杂的情感。它使我们感到不安,甚至有时会让我们愤怒。但是植物,或者是一些小型动物,比如昆虫、非脊椎动物、隐藏在森林深处的生物,以及生活在我们视线之外的其他栖息地的生物,它们的消失是一个安静的、人们看不到的过程。

如今已经有 38 万种植物被人类所识别,而且,这个数字每年都在增长。对于所有的生物而言,人类活动对植物的威胁最大。例如,那些生长在地球热带区域的植物种群,约有 19%～46% 的物种有灭绝的危险。2011 年,来自于邱园、英国自然历史博物馆,以及国际保护自然与自然资源联盟的研究者们报道称,世界上约有 20% 的植物物种面临危险。他们的这一发现,是基于对 7000 种来自世界上不同地方、不同种类的代表性植物的研究。

植物学家怀疑地球上还有很多其他种类的植物没有被人类所发现。它们中的大多数应该是生存于雨林的深处、水下,或者是深埋于沙漠与草地的土壤之下。除了植物的许多物种没有被发现和认识,科学家们也认为还有很多其他种类的生物也尚未被完全发现。事实上,科学家们坚信如今人们只了

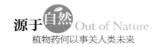

解了所有居住在地球上物种的一部分而已。一些科学家认为，还有 300 万～5000 万的物种等待着我们去发现。这就意味着整个地球上拥有 5000 万甚至数亿种不同的物种。如此之多的生物等待着人们去发现，可能给人类保护物种的必要性和紧迫性施加了更大的压力。

生物多样性的消失，包括植物以及帮助植物授粉、与其共生的一些昆虫的消失，代表着潜在的药物的消失。除此之外，作为最古老的医疗实践、拥有广泛植物药经验知识的原住民的文化破碎，也象征着我们现代药理学和植物学所依赖的信息在逐渐消失。因此，有许多原因，不管是明显的还是复杂的，都无不说明对地球上生物进行分类并且确定濒危物种的重要性。目前看来，这是一种和时间赛跑的努力。

从建设到农业，对树木以及木材的经济收益的追寻，在美洲、非洲以及亚洲等地，尤其具有毁灭性。以全部伐除的"皆伐"甚至选择性伐除的"择伐"形式的森林滥伐，都会对当地的环境产生严重影响，增加火险，导致当地气候改变，以及降低地球整体吸收二氧化碳的能力。在 1980 和 1990 年代，砍伐森林成了一个突出的问题。诸多努力被用来提高人们对环境影响的意识，以期减少皆伐和其他非持续性的做法。20 世纪初期，全球森林消失仍然保持一个较快的速率，在 2000 年至 2010 年之间，由于自然因素而导致的森林消失速率约为每年 50190 平方英里（32121600 英亩）。在此期间，由于人们加大了植树造林的力度,所以每年实际的净亏损约为 20080 平方英里(12851200 英亩)。

生活在热带雨林中的植物,在全球所有植物种类中占有很大比例,这些地域也满足了难以计数的动物的生存需求。因此,所有层面上的物种灭绝都应该受到重视。在亚马孙平原,草原已经取代了被砍伐的区域,并且引起了当地气温的上升和降水量的减少。这些改变,反过来又导致了干旱时间的增加,使得草原和雨林的周边易于发生火灾。

对一些空间的开发所导致的环境破坏,能引起生态区域内的级联效应。高大树木的减少,带来的不仅仅是当地动植物数量的变化,而且严重破坏了鸟类及其他动物的迁徙线路。当生活环境突然发生重大变化时,不同物种就会被迫分散到邻近的其他地域。对一些昆虫和啮齿类动物来说,这种改变就可能引起侵染,以及植物的非正常落叶和疾病。

在现有的森林砍伐程度上,森林的消失已经成为影响全球温度变化的一个重要因素。植物的叶子、根部以及其他部位,都可以吸收空气中的二氧化碳,作为二氧化碳库,全世界植物的总碳容量约为 2900 亿吨。当树木被砍伐之后,存储的碳就会被释放回大气当中。而这些被砍伐树木周围的土壤也因此会释放出碳。1990 年代,仅热带地区砍伐森林而导致的二氧化碳排放,就约占到了全球二氧化碳排放总量的 10%~25%。21 世纪最初的 10 年中,由于森林减少而导致的二氧化

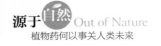

碳排放约为每年 5 亿吨。

中美洲和南美洲地区凭借其雨林和植物、昆虫和其他动物的多样性而闻名于世。这些地区由于具有高度的地方特性和持续的森林砍伐威胁，也被视为生物多样性热点地区。位于中美洲的中美洲热点地区就是其中之一，其地域包括从巴拿马运河向北一直延伸至墨西哥中部。该热点地区起初的植被覆盖面积达 436300 平方英里（279232000 英亩）。它具有丰富多样的环境，如干旱的亚热带区域、山区和湿林，因此支持许多不同种类植物的生长，从仙人掌到杜松，以及其他松柏科植物和阔叶树，像红木。如今，该区域中已经有多达 24000 种不同种类的植物被发现，其中 2900 种到 5000 种是当地所特有的植物。但是，如今在该地区中，仅剩下了约 1/5 的原始植被，好多种植物已经在全球范围内灭绝了。

一些当地的植物群组只能通过某一物种来研究了解，这也使得他们非常容易灭绝。该区域灭绝的植物中，有一种产于洪都拉斯的当地植物——根刺棕榈树（*Cryosophila williamsii*）。这种植物曾在洪都拉斯雨林中低洼的碱性土壤中茂密生长。在当地，它曾经被广泛作为铺盖屋顶的材料、食物，以及药材。它们具有源自于植物的根，从茎生长而来的锋利的分支棘状突起，因此而获名。在根刺棕属中总共有 9 种不同的物种，它们都具有这种多刺的特征，而且生长环境也局限于从哥伦比亚北部到墨西哥东部的这个狭窄地理区域之中。

如今,根刺棕属这一种属勉强地坚持生存着。森林滥伐,以及农业和人口的膨胀,导致了野生根刺类植物的消失,现在又已经影响着其他种类的根刺棕属植物。在哥斯达黎加,由于生存环境的极度破坏,*C. graumii* 和 *C. cookii* 已经濒临灭绝。在临大西洋沿岸的雨林中,现存的 *C. cookii* 少于 100 株。农业入侵,以及森林砍伐的影响,加强了这些植物的授粉限制,从而成为这些植物恢复的重要障碍。*C. graumii* 也面临着类似的问题。其中一些被熟知的亚种,就主要被压缩在了地处该国太平洋延伸地带的那些雨林低地中。在巴拿马,近缘种 *C. bartlettii*,也已被列为濒危物种。这一植物的命运似乎在 1930 年代建设拉戈阿拉胡埃拉湖(即马登湖)的时候就已经被决定了。阿拉胡埃拉湖是一个坐落于 Parque Nacional Chagres 国家公园西部边缘地带的人造湖,位于巴拿马城和科隆的中间。自从马登大坝建成之后,就开始形成马登湖。然而马登湖的形成占据了 *C. bartlettii* 赖以生存的广阔环境,而且带来了更多的人类活动。如今,中美洲生物多样性热点地区的所有区域中,只有很小部分受到了一些保护,并主要集中在哥斯达黎加和伯利兹的边界地区。

由于森林砍伐,该地区的植物和动物仍然面临着灭绝的危险。在美洲中部,已经清理出了大片土地用于放牧家畜和种植咖啡、香蕉等农作物。20 世纪发明的机械化伐木技术,使得木材工人能够迅速砍伐大面积的原始雨林。1990 年代,

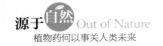

相较于巴西境内的亚马孙河流域、亚洲东南部的缅甸和苏门答腊岛地区,中美洲的年森林砍伐速率实际上要低一些,约在0.8%～1.5%。同一时期,地处巴西西南部的亚马孙河流域中的森林地带,以每年4.4%的速度在快速消失。在此期间,缅甸每年至少失去3%的森林覆盖面积,而苏门答腊岛则失去3%～6%。尽管树木可以被重新栽植,但是那些存在于天然热带雨林中的生命的生物多样性,终究是不能再在林场中复制出来的。

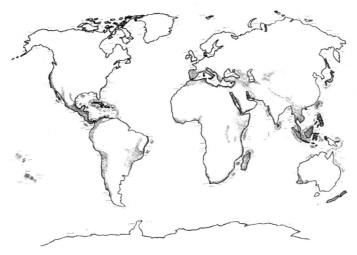

● 生物多样性热点地区及脆弱的暖水海洋珊瑚礁(阴影区域)(数据来源:国际保护组织与联合国环境规划署)

1980年代,生物多样性专家诺曼·迈尔斯(Norman Myers),一直致力于识别并明确那些世界上生物多样性极其丰富而且需要研究和观察的地域。在接下来的几十年中,迈尔斯完善了满足生物多样性地区的资质标准,因此,现在世界上共有 36 个地区被标记为生物多样性热点地区。所有这些地区都被定义为:需要损失 2/3 的原始栖息地,并具有高度的地方特色。事实上,在这一严格的定义下,所有的保护区需包括少于 30% 的原始栖息地,而且至少具有 1500 种已知原生维管植物。大量的特色物种和栖息地急剧减少,这两者的同时存在,意味着热点地区是多样性损失和物种灭绝的重灾区。曾经,最早被正式认定的 25 个热点地区,覆盖了接近地球整个陆地 12% 的面积。然而至 2010 年,这 25 个区域的覆盖面积已经少于 1.4% 了。令人吃惊的是,尽管面积减少得如此迅速,这些区域仍然集中维持着 44% 的当地植物物种。

尽管森林砍伐在减少生物多样性以及热点地区面积方面起到了主导作用,而人类的其他活动同样也影响着它们的破坏,并且表现得更为持久。评估未来十年中的人口规模、食物生产,以及水的需求,能描绘出一幅现代人类社会的典型画面。我们正走在一条与自然背道而驰的不归路上,而且我们正在被凶猛的、不可控制的人口增长速率穷追猛打。现在已经有 67 亿人口生活在地球上,预计到 2050 年,还将增加 30亿。这种史无前例的增长速度,已经给农业和自然环境带来了巨大的影响。

与不断增长的人口数据相反的,是正在不断减少的适宜耕作的土地面积。只有大约 11% 的地球总陆地面积适于耕

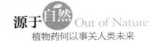

种,但是,这一比例每年都在减小。一些地域的耕地已经被荒弃,大多数原因,要么是环境改变引起的当地干旱,致使加重了对不可持续灌溉的依赖性,要么是过度放牧及其他人为因素导致的土地荒漠化。在国家内部,农作物产量减少就会加重对粮食进口的依赖。到2050年,地球上将仅有勉强足够的水和耕地来养活全球人口。而这些估计还是忽略了如此之众的人口对野生动植物和生态系统的直接影响的。

面对日益增长的人口,必须仔细思考如何寻找合适的出路来满足对于食物的需求。例如,在工业化国家中,大规模养殖动物,可以增加食品杂货店中的肉类和奶产品,但是大量的粮食也将浪费在这些动物的饲养中。事实上,有一位生态学家就宣称,仅在1990年代后期,美国用于养殖牲畜的粮食,就可以养活全球8.4亿的人口。考虑到美国养殖牲畜规模的进一步扩大,这一数字现在很可能已经增加。牲畜排放大量的甲烷,这比它们排出的另外一种气体——二氧化碳,更加容易储存大气中的热量。从全球范围来看,实际上,养殖动物产生的温室效应气体与汽车产生的类似,甚至更多。由于过度养殖,这些动物也在导致野生环境的改变,加速了一些物种的灭亡。

大多数的生物多样性热点地区,都在一定程度上受到了人口过剩的影响。曾经,喜马拉雅山的大部分面积都覆盖着植被,但是由于过度养殖、砍伐以及粮食种植,75%的当地植被已经消失。过度采集药物物种也是一个重要的因素。在尼泊尔,有 260 万人口在采集山上的植物药材。如此密集的采集活动,加上栖息地的消失,已经严重威胁到多种植物物种。其中具有最高优先保护权的是甘松、胡黄连(*Neopicrorhiza scrophularii flora*)和灰叶当归(*Angelica glauca*),特别因其具有很高的药用价值而遭到了极度的采集。

喜马拉雅山脉上不同药用植物的采集作业,其差异性也很大。对于药材的采集,当地居民的采集方法,其伤害性要远小于商业采集者所使用的方法。前者采集的药物,仅在当地居民中间自己使用,而后者,是将那些药材流通到了当地之外的广大区域去使用。当地的采集者更看重可持续的获取,而商业的采集者更看重的是药物的商业价值,往往采用一网打尽的做法。甘松和胡黄连 *N. scrophularii flora* 的最大量的商业收获地点位于喜马拉雅国家公园,这导致了这些植物在该区域数量的急剧减少。当地采集者的那种可持续的收集,则被允许不受公园边界的限制。这种做法具有重要的意义,即在可以维持野生植物数量的情况下,同时满足当地居民的需求。

但是,对于人口密度和环境破坏,喜马拉雅则远逊于中缅生物多样性热点地区。中缅生物多样性热点地区覆盖了印度的远东部分,包含缅甸、泰国、老挝、柬埔寨、越南,以及中国的南部边缘,具有 7000 多种本土植物,和约占全世界 2% 的脊椎动物物种。它的多样性中心位于 810800 平方英里

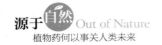

（520000000 英亩）的土地当中，然而现在只有其中的 5％ 未得到开发。从人口众多到森林砍伐、采矿以及湿地排干，这所有的一切，导致了中缅生物多样性热点地区现在的荒芜状态。

2000 年，科学家们报道称，印度主要的热点地区，西高止山脉（Western Ghats）和斯里兰卡地区，现在只有 7％ 的原始植被存留。而在最近几年，这一数字还在进一步降低。位于该热点地区北部的西高止山脉，包含了一个沿着该国西部边陲、绕过阿拉伯海边缘的自北向南的狭长山区茂密森林。其中有一系列的山峰，最高的大约接近 8860 英尺。这些山峰都是从高原中间升起，在高原上的空旷草地上起伏绵延。西部和东部斜坡上的降水量变化，以及山脉内部错综复杂的地形因素，为这里带来了多种不同的植被，包括雨林和落叶林。

印度和斯里兰卡，曾经是通过所谓的亚当桥（Adam's Bridge）连接的，也就是一些链状的沙洲环维系着这两个地区。大约还有 2108 种植物物种生存在这些地域。其中，许多栖息于山区和高原地形的物种具有药用价值。

在印度北面的邻国中国，人口过多也是众多影响生物多样性和环境健康的人为影响因素之一。中国的领土面积是印度的 3 倍，但是由于缺少农业资源，其中大部分土地不宜居住。很多人口居住于气候适宜并易于耕种的地区。其中之一就是横亘于该国中心地区的黄土高原。

黄土高原被大量的细粒度的泥沙沉积物所覆盖，或者至少是泥沙。虽然对于耕种而言,黄土非常肥沃并易于生产,但是它极易受到风与水的侵蚀。这一特性在人类对土地耕作的影响下尤为显著。在几个世纪的人类干预下,黄土高原的地貌已经被极大地改变。当地的村庄往往形成于农作物易于生长的山顶。随着人口数量的增长,农民们将村落扩大到了周边的坡地,对山体进行改造,铲除了数百万年的地表土层。位于略微倾斜土地上的梯田,能够提高雨水的捕获量。但是,这种策略在陡峭的山坡上完全没用。几十年来,人们试图改变这种倾斜度较大的山坡,但是均以失败告终,最后反而加剧了水土流失,进一步破坏了自然栖息地。这种有关黄土高原的毁坏和随之发生的变化,已经成为中国人口增长和农业危机的代表。人口众多,主要导致了自然资源的快速消耗,尤其是水资源。如今,只有部分的当地植物和动物还存在于黄土高原。

在黄土高原的南部不远处,浩荡的长江,跨越平原,不可控制的一路向前,冲击着近年建成的三峡大坝。这一庞大的水泥大坝,是为了充分利用长江的水能,但是现在证明这是一项极具困难的工业项目。除了 100 万人口的迁移,拦截的江水淹没的垃圾场、工厂以及房屋产生了严重的影响。三峡大坝开放于 2006 年,当主坝体竣工以后,该工程对下游产生长远的影响。东部沿海的土地,尤其是上海,甚至北至北京,也会受到一定的环境影响。东海的渔业是中国重要的食物来源

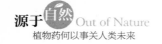
之一。对于已经因过度捕捞而大量减少的鱼产量，从上游而来堆积在入海口的沙土和垃圾，会对东海鱼类造成重要影响。

长江西部的大部分地区位于中国西南山区的热点地区当中，然而此保护区已经受到了由三峡大坝带来的水流影响。尽管实际的人口密度，以及这块保护区区域整体面积远小于邻近的两个热点地区（西边的喜马拉雅和北边的中缅生物多样性热点地区），但是这个比较偏僻土地上的环境保护仍然需要重视。2000 年，诺马尔·迈尔（Normal Myer）提到，中国中南部区域容纳了约 3500 种当地植物物种。但时至今日，只有少于 8% 的原始植被生长环境被保留。

海拔和地表特性的多样，再加上由南至北、从东到西环境气候的改变，使得中国西南山区的生物多样性热点地区成为一个错综复杂的地区。已经发现这里拥有 2000 种之多的药材。而在野外森林和山坡上出没的则是一些备受瞩目的动物，包括大熊猫、金丝猴和濒临灭绝的雪豹。在该区域濒临灭绝的植物也包括许多种珍贵的兰花。

在该区域中的兰花野生种群中，铁皮石斛（*Dendrobium officinale*）已经灭绝。该物种的衰败有两个重要因素，包括中国西南部植物生物多样性的整体丢失而引起的栖息地破碎化，和植物药的过度采集。作为传统的中药，铁皮石斛在中国传统医学中已经被使用了好几个世纪，然而 20 世纪中更加严重的毁林导致栖息环境破碎，只有少量的植株有单独存活，彼

此隔离,犹如陷身于人类发展的汪洋大海。对于生活在如此
严峻的环境,且只有少量分散在各处的任何一种物种,一般都
不可能逃脱灭绝的厄运。对于动物,这样少的总量,最终都会
依赖于近亲交配来实现生存和繁衍,而近亲交配会降低整个
种群的遗传多样性。种群数量及遗传多样性的减少,使得动
物本身易于感染疾病。对于植物而言,只有那些自花授粉的
植物才可以同系繁殖,但是这类植物很少。大多数植物都是
以授粉或者种子携带者作为栖息地间隙的桥梁。大多数遭受
栖息地破碎化的植物都很可能面临着基本不能产生下一代的
危险,因此维持植物的遗传多样性是非常重要的事情。通常,
很小的环境变化都会突然被放大,那么异乎寻常的干旱或者
雨涝之年,都很可能会毁掉一个已经支离破碎的种群。

由于商业的药用价值,现存的野生铁皮石斛被过度采集,
严重地恶化了铁皮石斛的生存状态。它的亚群仍在不断缩
减。这一物种已经被推到了不可恢复的边缘。然而在 20 世
纪现代农业技术来到之前,以及人口过剩问题尚未出现之时,
该物种还是比较繁荣的。

中国西南热点地区的山区中,还存在着其他多种威胁,包
括牲畜的过度养殖,尤其是山羊,因为山羊简直无所不吃。中
国医学认为一些动物的身体某些部分具有很高的药用价值,
对这些动物的捕猎,也就使得它们濒临灭绝了。开矿以及在
河流上建造更多的大坝(不仅是长江),已经影响到了这些地

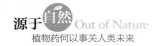

区的生态系统。

在中国,还有许多其他物种消失的故事。每一个故事都能给我们以沉痛的教训,关于自然以及我们对它所造成的伤害。就像银杏(*Ginkgo biloba*),我们发现这种物种几乎就是最强大的一种进化物种,但是,这仅限于它们的野外生活环境,在人类面前,它们根本就不是对手。事实上,有关银杏的故事非常早,甚至开始于几千年前,也就是它被中国传统医学所珍视的时候。银杏属于裸子植物,而且具有令人印象深刻的进化历史。银杏是地球上生存的最古老的树木的代表。最早的树种大概出现在 1.7 亿到 2 亿年前的侏罗纪时期。之后,约在 1 亿年前,进化出了现在的分支。

银杏的生存是有韧劲的。它们对于不同的土壤和气候都有特殊的适应能力,因此它们在白垩纪末的大灭绝中存活了下来,尽管其他许多陆地植物的种属在这一时期都灭绝了。但是到了近代,银杏的生存却主要只能依赖于人类了。曾经种系繁多的银杏树木,现在已经只剩下一种 *G. biloba* 作为代表了。而实际上,该树很可能是一种人工培育的物种,而不是野外生长的原始物种。如果是这样的话,那么我们所熟知的很多物种和它们曾经的野生祖先,其基因是有别的。

森林砍伐以及其他因素导致了野生银杏物种的减少,尽管它们的珍贵使得人们去刻意栽培,但是只有少数可能算是野生的银杏树被发现。这些不知是否为野生的树木,生长在中国东部的天目山上一些道教和佛教寺庙的附近,在那里,它们被视为圣树。野生银杏由于存在的不确定性,以及只有极少量的植物仍然在栽培场所之外存在,还是被国际保护自然与自然资源联盟列入了濒危物种。

在中国,银杏的栽培从 2000 年前就开始了,主要是集中在长江流域的山区和平原地带。可食用的果实和具有药用特性的叶子,是银杏最有价值的部分。银杏叶子中包含有多种生物活性物质,可以抵御昆虫、疾病和紫外辐射。这些物质很可能正是银杏进化上的优势之所在,因而使得它们能够克服许多其他植物不能克服的自然障碍。

如今,银杏叶中许多组分已经得到了分离和表征。目前市面上大多数非处方银杏制剂都含有一种名为 EGB761 的标准化提取物,是从干的银杏叶中得到的。该提取物含有一些银杏中最有效的抗氧化成分,它们可以清除对细胞和 DNA 有害的自由基。自由基在癌症等疾病以及机体衰老的过程中具有重要的作用。在特定的浓度下,EGB761 中的抗氧化物能够保护细胞免于紫外线的影响,而且对治疗心血管疾病,如动脉粥样硬化,具有良好的效果。动脉粥样硬化是由氧化基团引起的血管黏膜损伤,这一损伤使得脂肪和胆固醇堆积,甚至完全堵塞血管中的血液流动,最终会导致中风或者心脏疾病。

检测银杏成分的另一个重要兴趣点在于其对阿兹海默症的预防作用。几个世纪以来,中国传统医学就已经在把银杏

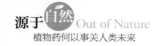
作为一种大脑刺激物使用。尽管已经开展了大量的多种组分以及组分之间混合物的研究,但是关于银杏能否延缓阿兹海默症或者其他形式的老年痴呆这一问题,人们仍然不清楚。当然还有许多把银杏作为传统草药进行其他疾病治疗的例子,但是经过证实且有科学依据的还非常少。

银杏也产生一些对人体有毒的物质,例如银杏毒素(4 - O - 甲基吡哆醇)。它能引起银杏毒,即当食用过量的银杏果时,就可能会引起中毒,造成癫痫、瘫痪,严重的甚至导致死亡。就是这些防御机制,才使得银杏在野生环境中能够存活百万年。人类则基本上是将银杏树从野外连根拔起。经过数千年的培育,银杏树的基因很可能已经被人类改变,这也导致我们以及我们的后代很可能就永远都没有机会去了解野生银杏了。

人参的发展历程和银杏也十分类似。亚洲产的人参(*Panax Ginseng*)在中国被称为"人参",有以人命名的意思,主要是由于其根部与人的身体相似。另外一种具有药用价值的同类物种是西洋参(*P. quinquefolius*),它产于加拿大和美国。人参曲折且粗糙的根部是最有药用价值的部分。它的属名,人参属(*Panax*),源自于希腊语中的"万能药"(panacea),这也反映了该种属几乎拥有所有的药用效能。人参的用途非常广泛,一般传统使用包括提高精神状态、释放压力及提高机体免疫力。在中国传统医药中,人参被用来恢复生命力量,又称为"气"。"气"代表了人体中重要的能量和平衡，它是中医实践中的主要的两大原则之一。另外一种原则包括了"五行"（金木水火土），它也认为可以被人参所修复。

人参产自长白山。长白山位于中国东北平原的尽头，直到朝鲜半岛北部山区深处为止。相较于西洋参，人参的多样性更加明显，因此它更加受到追捧，这也导致了如今野生人参的几乎灭绝。曾经，人参大量地生长在针叶林和落叶林之下。但是，它们生长缓慢，需要5到6年才能成熟，以及对生长环境要求严苛，使得它们极易受到人类采集而带来的环境改变的影响。除了森林砍伐，过度采集以及在植物能产生下一代之前就采集它们的根部，这一系列行为，已经将该植物推向了灭绝的边缘。

全球对人参的需求量非常大。尽管西洋参品质较低，每年仍有上百吨的西洋参出口到了中国，来填补人们对人参的需求。现在，以药用为目的的人参，都是由中国、朝鲜、日本以及俄罗斯的农民繁育栽培的。然而这还不能满足亚洲对人参的需求，因此必须大量地种植西洋参。与人参面临的问题类似，野生的西洋参也越来越少，因此也必须进行人工培育。

已经发现的人参中的生物活性成分对现代药物具有非常重要的价值，它们为新一代合成药物和半合成药物提供了先导化合物。这种药物研发可以为人参和西洋参的恢复争取时间，进而有助于恢复由于过度采集引起的对人参的破坏。

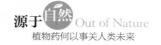

　　尽管人口过剩及其导致的环境破坏是生物多样性热点地区的共同问题,但还是有一些低人口密度地区也变成了生物多样性的高危区域,如澳大利亚西南部和南非的肉质植物高原台地(Succulent Karoo)保护区。人们经常用面积较大的澳大利亚西南生态区来指代澳大利亚西南部热点地区。它包括了桉树林地、盐湖湿地、灌木林地,以及水生环境。该地区的深处是一个以集中了多种植物而闻名的西南植物园。1980年,生态学家约翰·斯坦利·博德(John Stanley Beard)曾赴此地进行考察。博德致力于对整个澳大利亚西南部植物群的评估,他是最早提供了西南生态区灌木林生态系统详细信息的科学家之一。

　　澳大利亚西南保护区主要以维管束植物而著名,大约有5570~6750种不同维管束植物物种,而且一半以上都是当地特有的物种。其中很多是非常原始的物种的代表,它们成功地在周而复始的潮湿冬季和干燥夏季中繁茂生长。它们植根于多种不同种类的土壤,包括一些缺乏养分的贫瘠土地。

　　曾经,多种多样的桉属植物,例如健全桉(Gimlet)和约克桉(York gum),在澳大利亚西南部的大片土地上占据着主导地位。考里木(Karri)森林在贫瘠的土壤中生长繁荣,有时候甚至可以长到70~90米高。这也使得它们成为地球上独有的最高树木群组。拔克西木(Banksia)属、澳大利亚猪笼草、*Daviesia* 属灌木、桉属植物以及其他所有多种多样的植物种群,已经演变成了一个统一的生态系统,而这个生态系统主要是由自然火灾进行调控的。这些自然的过程是当地物种生长的关键,但是砍伐灌木林和使用林地来开辟农田用地、化肥的使用以及其他各种矿物质开采活动的破坏,已经使得桉树类植物和其他当地标志性的物种开始衰落,逐渐成为历史。

南非的肉质植物高原台地,同样遭受了不可逆转的伤害,是由于采矿、种植农作物,以及最大的威胁——过度养殖山羊、绵羊和鸵鸟。但是,相对于其他热点地区而言,只有小部分面积的卡鲁土地被永久破坏。相反,它围绕未来生物多样性的丧失(主要来自于农业扩张、矿业,以及气候的变化)努力建设新的保护区,并且扩大已经存在的一些保护区,是当务之急。在 21 世纪初,只有 3.5% 的卡鲁地区受到了保护,实际大约有 930 种以上的当地物种在国际保护自然与自然资源联盟的红色名单上。

卡鲁地区有丰富的植物种群,大约有多于 6350 种不同的物种,而且其中 2500 种以上都是当地特有的。也有一些植物群的生长区域与好望角植物多样性热点地区(Cape Floristic Region hotspot)相重叠。好望角热点地区坐落于非洲大陆的南边,占据了大陆的顶端地带。然而,卡鲁这种温和的、常年干旱的气候与好望角不同。好望角的气候是地中海式气候,伴随着从冬天到夏天的潮湿与干旱的循环。接下来的几年中,这两个热点地区都面临着严重的植物生物多样性丢失,进

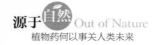
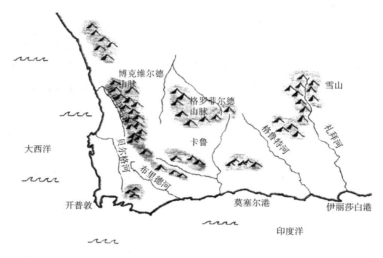

● 南非的肉质植物高原台地生物多样性热点地区

而伴随的就是遗传多样性的丢失。与自然火灾调节澳大利亚西南部的生态因素类似，一些重要的进化和生态过程也支撑着南非植物种群的多样性。其中之一就是基因流（gene flow），对于大多数的植物而言，主要是受到种子传播和授粉的影响。在不同的地区传播和生长的能力是由适应性和自然选择所决定的。对于卡鲁地区中基因流的主要关注点在于多肉植物和隐芽植物。这两类物种组成了卡鲁地方性物种的大部分，并且依靠独有的适应性，如水流辅助的种子短距离传播和通过独居蜂授粉。它们很容易在石英砂和砾石环境中苗壮成长。这些栖息的相关知识，在评估卡鲁保护区和建立国家公园的空间与系统性上是必需的。

植物多样性热点地区得到了人们广泛的研究和保护。相对于生物多样性较少的地域而言,这些区域集中的生物多样性使得能够在相同的单位成本下保护更多的物种。但是,仍然有许多特殊的、低多样性的栖息环境,同样需要我们去关注,包括草地生物群区,如北美大草原。北美大草原被视为该国最濒临灭绝的生态系统,仅有 1% 的面积还没有受到破坏。大部分的北美大草原在 20 世纪就被农业活动所侵占,而现代城市的蔓延,已经逼近至仅剩的草原的边缘。

尽管不同生物具有不同的灭绝速率,灭绝的形式也各种各样,使得灭绝的监测和评估颇为困难,但生物的灭绝已经成为地球上生态系统的普遍问题。现在,人们已经知道栖息地和它们的物种面临着前所未有的极大灭绝危险。从自然的美到与人类健康相关的生态系统功能等多个方面来看,物种灭绝的后果是非常严重的。在药物和人类与疾病斗争方面,保护植物并保护植物所产生的成分变得极为必要。

第 **6** 章　源于自然

（Out of Nature）

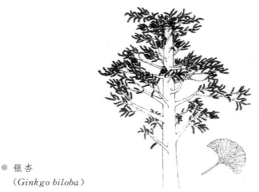

● 银杏
（*Ginkgo biloba*）

自然，正在经历一个不断恶化的过程。但是由于与自然的相对脱节，我们人类这一物种，目前已经很难察觉到自然多样性正在不断地减少。但对于那些经常体验和研究自然的人来说，自然所呈现出来的危险及希望，都是那么的让人无法平静。

关于目前自然界的危险境地，我们可以谈论很多很多，连自然界本身也一定感觉到了。但它的希望，也就是它的潜力，在完全野生和自然的状态下，会使我们的生活变得更加美好，这一点对我们仍然极具吸引力。对自然的发现和重新发现,让我们有了重新审视和探索人类物种根源的机会。从最近的对栖息地的调查和对物种的登记等活动来看,我们的回归是令人愉快的,也是非常必要的。自然,还有很多事物有待于发掘,并且能被发掘,大量地发掘。尽管我们还在这个世界苦苦挣扎,希望依然存在。

20 世纪以来,人类的健康和生存变得越来越依赖于常规医学及其药物了。一方面,是帮助我们缓解病痛的药物,它们使我们得以继续每天的生活。另一方面,则是疫苗、抗生素,以及抗病毒药物,作为唯一屏障,将我们与可能在全球范围内爆发的传染性疾病隔绝。

许多最靠得住的药剂都源于自然。在几乎整个人类历史中,治疗和治愈疾病的实践过程,都是依赖于植物的生命力。我们的祖先并不清楚他们疾病产生的原因,但他们依靠丰富的植物茎叶、根、茎皮,创造了治愈病痛的奇迹。当人们还不怎么知道自然的运作方式,当自然现象还被归功于超自然能力的时候,植物已在这个星球上拥有了稳固的地位。到了启蒙运动时期,人们了解了地球上不同的生物以及它们的生存方式。植物的光合作用,以及二氧化碳转化成氧气的能力,被重新认识,但却与医药毫无关联。这些发现让科学界震惊。地球的空气组成以及动物的呼吸,竟然都与植物的生长能力相关,这个关联太让人意想不到了。与此同时,像约瑟夫·班

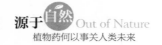

克斯(Joseph Banks)和约瑟夫·道尔顿·胡克(Joseph Dalton Hooker)这样的植物猎寻者的奇异发现,使人们重获了对植物多样性和美丽的欣赏。接着,人们发现了氮气对植物生长的影响,将农作物推到了农业生产的聚光灯下。草原、沼泽植物,甚至是沙漠仙人掌,这些构成它们各自生态圈基础的植物,就开始根本无法抵挡那些一亩连着一亩的生长在被人为施肥和灌溉的土地上的植物了。

如今,植物被广泛地看成是人工作物,特别是在提到食物和农业的时候。植物对于医药和生态系统的重要性,在大规模的被看成是主食的植物附属品面前,黯然失色。另一方面,我们与药用植物的关系,也变得非常难以处理且十分特别。食用植物已由我们的祖先种植,从而改变了基因,而大多数药用植物却是野生的,未经人类之手改变的。再加之很多历史记载中有关这些药用植物能够缓解病痛的记录,为这些植物增添了特别的神秘色彩。

随着人们对植物有了更多的了解,人们也更清楚地认识到,植物不仅对现代医学有着极其重要的作用,随着对气候和环境知识的增长,我们还知道许多物种是极其脆弱的。许多药用植物的野生稀有性和无法人工培植的特点,蔑视着人类的意志和力量。不过,我们仍然被它们深深吸引。在尝试了解这些物种的过程中,人们意识到这些物种对现代科学、人类生存,以及地球生物多样性的重要性,这已经给医学和环境保护领域带来了新的意义。

大多数很久以前就被用于实践的疗法，就是依靠植物来实现的。依靠这些植物药材的大多数人，都生活在亚洲和非洲国家。这些地区，大约 4/5 的人口只能使用传统的植物草药。然而，这些疗法不仅只在缺乏常规医学的社会中存在。在发达国家，大约 70%～80% 的人口，也用过某些基于传统医学的补充或替代治疗方法。补充治疗与常规对抗治疗并列使用，而替代治疗则是在其需要的时候单独使用。这些治疗形式，包括使用植物为原料的非处方药，也包括按摩和针灸疗法。在常规医学中，也有 1/4 的处方药含有从植物提取的生物活性物质，将近 2/3 的抗癌药物是在天然提取物的基础上研制的。还有大量药物是提取于细菌、霉菌或其他生物体。

在这些基于植物的药用品中，最为显著的收益来自于非处方草药制剂。2005 年，仅在中国，这类药品的收益就超过了 140 亿美元。2007 年，这些非处方天然产品在美国的消费更是高达 150 亿美元。人参、银杏、紫锥菊、大蒜、野甘菊、锯叶棕、卡瓦胡椒是最常用的草药。2007 年，美国人在这些产品上的费用，在掏腰包的补充和替代医疗领域，其所占比例将近 44%。而令人十分惊讶的一点是，这些非处方药的天然产品，其绝大多数的安全性和有效性还未得到证实。仅为毫克级别的微量（药物）成分，一般就足够对人体产生巨大的影响，但是一般人经常购买的，是已制成成药的"天然"草药，这种提

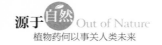

取物往往经过了过分的浓缩，或者根本就不是天然的药品。这些采用未获证实的药物进行的自我医疗，是一种危险的疗法。人们并不清楚他们所用成分的生理效应。然而，当面临私营化医保的障碍和价格过高的常规医疗时，人们宁愿自己来解决问题。

选择常规医学、补充医学或替代医学，牵涉的远远不仅是钱的问题。与这些疗法相关的，是更为宏大的、整体的治疗观念，这或许是因为它们能够清楚地展现出药品有机的一面。在传统疗法的实践中，那些知识是基于整个人类治疗疾病的艺术。但这并不意味着，我们可以认为每一种应用到传统医疗体系里的治疗方法都可以将疾病治愈。就生理角度而言，有些治疗根本于人无益，而病情上的好转，实际上可能也只是一种安慰剂效应。更有甚者，可能还会对身体造成损害。但在大量的传统医学资料库里，有着丰富的植物治疗处方，科学家们可以利用这些资料进行调查研究。可能更加重要的是，这也就延续了人类和自然世界的联结，而这一点，正是常规医学和现代社会所普遍缺少的。

但是，常规疗法采用已经被证明和检验过的药物，已在人类历史中救治了比任何一种其他形式的疗法都要多得多的生命。常规疗法的胜利，很大程度上来自一些救命药物的发现。为了能让这种胜利继续下去，也为了能在未来几年还能有新药被运用于医疗中，自然必须成为现代发现的一部分，需要让自然和合成药物的发现重新热起来。近年来,科学家们意识到还有很多植物尚未被发现,于是他们对寻找治疗人类疾病的药物重新燃起了希望。在此过程中,他们也做了大量的投入来进行植物保护。

在自然中,植物的叶片和根茎中含有大量的化学物质,它们或用作营养物质,或起保护作用,这中间,有些对人类是有益的,有些对人类是有毒害的。因为植物成长和发育过程中的生态和地理因素的差异,以及药物处理方法的不同,在植物提取液中化学物质的含量有着显著的差异。样本采集与处理方法的不同,可使植物化学物质的活性发生显著改变。因此,当把天然活性物质分离出来后,科学家们便能够确定这些化学物质的功效和毒性,并以这些化学物质为基础,进而合成衍生物。后者在保障药品的药效一致性,以及商业化批量生产上,能起到重要作用,也有利于解除对植物的持续采集,以及潜在的过度收获等威胁。

在1950年至1963年期间,对于植物来源的天然药品发现的兴趣,在美国达到了顶峰。在此期间,尽管有越来越多的科学家将重点放在了化学合成上,但仍有大量的研究者致力于从自然资源中发现和分离化合物。在1950年代,美国国家癌症研究所(NCI)的"发展和治疗计划"发起了一个浩大的筛选工程,以期从植物中识别新的活性组分。从1960年到1982年,研究者们从超过35000种植物中分离了大量的化合物,最终其中的

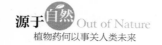

10％被认定为具有开发新抗癌的潜力。但是,进展极其缓慢,以至早在 1970 年代中期,这种从植物中确认化学物质的制药方法越来越被认为是过时的了。美国国家癌症研究所的筛选工程最终失败了。1981 年的预算削减导致了它的终结,这个美国投入最多的天然产物发现项目就这样结束了。到了 1990 年代早期,在经历了合成药物和环境问题的双重考验之后,此项目中仅有 7 种药物坚持到了后续的临床试验。

植物来源的天然产物发现,使得很多科学家望而却步,他们在这个领域几乎看不到任何前景,特别是在资金资助方面。更重要的是,随着生物技术的进步,人们对自然的探索热情减弱了,植物科学和天然产物发现被认为已经过时了。在 1980 年代,很多大学的实验室转移了他们的研究目标,不再研究自然与植物化合物,而是致力于生物技术的进步。这种情况一直持续到 1990 年代,只是在最近才有些许微小的改变,有一小部分药物研究人员与跨学术人员一致觉得需要重新重视天然产物的研发。

如果要说近些年来在天然药物发现上再次得到的科学关注是什么,那么答案只有一点,即对于来自植物和海洋生物的活性化合物的结构,科学家们有了一个更深层次的了解。为拓展这种知识以将其应用到制药领域,科学家们需要深刻理解植物是怎样被应用到传统医疗体系中的,以便在植物中发现新的生物活性成分。很多工作已经开始,但还都比较基础。

若想要新药能够源源不断地抵达市场,那么能够跨入临床试验这道门槛的植物化合物的数量,也要呈稳定上升的趋势才行。

本书的开头讲述了紫杉醇的故事。紫杉醇是一种源于太平洋紫杉树茎皮的半合成药品。但是这种源于自然的药物,不是只有紫杉醇一种。实际上有很多,比如抗疟疾药青蒿素和奎宁,治疗青光眼的毛果芸香碱,抗癌药物长春碱和长春新碱,还有止痛药如吗啡和阿司匹林。每一种药都是一个故事,虽然故事的主角不同,但是可以确定的是,故事的主线是相同的,都是关于此类天然药物对人类的治愈作用以及自然对药物的孕育。

据说,希腊女神阿耳特弥斯(Artemis)是草木、野生动物及女人的守护神。女神的名字,即得自于蒿属(Artemisia)植物,因其在治疗女性月经紊乱方面效果显著。如今,这类植物被归属于菊科。菊科有 23000~24000 种植物,其中的青蒿,就是一种非常有用的现代药物。黄花蒿(Artemisia annua)的叶子,在过去被传统地用作"青蒿",用以治疗痔疮和发烧。青蒿中具有生物活性的成分是"青蒿素",青蒿素可用来驱除引发疟疾的寄生虫,是一种高效能的抗疟药,对人体几乎无副作用。如果和其他抗疟药物联用,产生疟原虫抵抗的风险很小。

现在,因为其商业价值,青蒿已在越南、中国和南非等地广泛种植。然而,青蒿素依然是供不应求。人们还在想尽办法来维持青蒿素的供应。
在努力提高种植产量之余,
世界卫生组织(WHO)以及
"击退"(Roll-Back)疟疾治
疗组正在领导开展一个新
的抗疟疾研究项目:科学
家们试图找到实验室生产
青蒿素的方法。其中一种
方法,就是利用酵母的基因
工程菌株 *Saccharomyces
cerevisiae*。通过让其携带

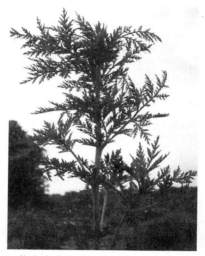

● 抗疟疾药青蒿素的来源——黄花蒿
(*Artemisia annua*)。
(照片来源:Jorge Ferreira)

青蒿的基因,使它可以产生出青蒿素前体化合物——青蒿素
酸,之后通过提纯,并使之转化成为青蒿素。然而,酵母产生
青蒿素酸的数量取决于细胞应激,这使得批量生产青蒿素的
过程复杂化。尽管如此,在未来还是有希望使用微生物发酵
法来获取青蒿素,以降低对种植青蒿的需求。

　　青蒿素化学结构的分析,促进了对半合成衍生物青蒿琥
酯和蒿甲醚的开发。虽然这些化合物也可用于治疗疟疾,但
是由于它们是半合成药物,需要依赖青蒿素来合成,而青蒿素
则必须由青蒿分离获得。对于青蒿素本身来说,其衍生物在
治疗有抗药性的疟原虫上疗效显著,所以常与其他抗疟药联
用,以防止抗药性的产生。在泰国和柬埔寨,由于青蒿素在处

方中被规定为单一药品,导致疟原虫产生了抗药性,从而也就阻碍了青蒿素在这些地区的使用。但在非洲、美洲中部、美洲南部等地,其在抗击疟疾的战斗中仍然发挥着重要作用。青蒿素还可以抑制癌细胞的增殖,其衍生物也有类似作用,这一发现表明,在未来,青蒿素家族可能会应用于恶性疾病的治疗。

由于近期发现的青蒿素的惊人作用,中国在 20 世纪中期曾努力试图把这种古老草药纳入常规医学中来。然而,奎宁,则有一个更为悠久、更具故事性的历史。其首次面世是在 1820 年,由两位法国药剂师约瑟夫·布莱梅·卡旺图(Joseph Bienaimé Caventou)和皮埃尔·佩尔蒂埃(Pierre-Jeseph Pelletier)从金鸡纳树(*Cinchona officinalis*)的树皮中提取出来的。以耶苏茨巴克和皮如维巴克命名的金鸡纳树,是在 17 世纪由南美引入欧洲的。现在认为是在 15 世纪晚期和 16 世纪早期的某个时候,由住在利马(Lima)的耶稣会士(Jesuits)在盖丘亚族人(Quechua people)的指引下首次发现的金鸡纳树。随着西班牙征服者的到来,南美洲疟疾随之而来,而当地人并不知道如何用它来预防疟疾。也没有用它来治疗发烧,因为金鸡纳树皮只对疟疾引起的发烧有效。一个普遍接受的结论是,当地人把它作为一种天气寒冷时的温暖疗法,因为低剂量的奎宁可以导致体温升高。奎宁是一种生物碱,一种含氮化合物,其环状化学结构由氮和至少一个其他原子构成。

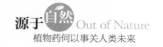

许多生物碱来源于植物和菌类,并在人或动物体内具有生物活性。

自从 1940 年代,其他新型抗疟药物研发出来之后,奎宁在疟疾治疗上的使用开始下降。现在,奎宁仍是治疗严重疟疾的三种药品之一,而其他两种药物则是青蒿素的半人工合成品。在针对治疗如对乙嘧啶和氯喹具有抗药性的疟原虫来说,奎宁显得尤为重要。奎宁常与抗生素联用,如四环素、克林霉素和强力霉素。因为奎宁不需要依赖植物生长,所以奎宁的生产不用依赖南美洲的森林。就像青蒿素一样,奎宁最终也生产出了多种衍生物,如美尔奎宁、氯喹和布拉奎。奎尼丁,是一种与奎宁相关的药品,也提取于金鸡纳树。除了可以治疗疟疾,奎尼丁也可以用于治疗心律失常。它也是可以被合成的。

在南美洲,很多地方都出现了很多可以用于现代药物的物质。然而,有好几种物种却已濒临灭绝。生物碱毛果芸香碱,是在毛果芸香属(*Pilocarpus*)植物中发现的。1875 年,首次从 P. joborandi 的叶中提取,随后发现也可以从数十种不同的巴西毛果芸香属植物中提取出来。但是,其中只有两种毛果芸香 *P. jaborandi* 和 *P. microphyllus* 获得高产量的生物碱。它们只生长在巴拉圭和巴西的野外,自从被发现之后,便成了毛云果香碱的主要来源。该化合物的药用价值在于它能穿过眼睛的保护性黏膜,进入到眼球周围。当药物进入眼球后，刺激虹膜上的受体并导致瞳孔收缩，最终通过使液体从泪腺流出而缓解青光眼病人的眼内压。毛果芸香碱同样可作用于中枢和周围神经系统，增加唾液腺和汗腺的分泌。对于许多人来说，这些功能是他们所不希望见到的，但是对于那些有口干症的人来说，增加唾液无疑是一个福音。

巴西土著人——图皮人（Tupi）曾把毛果芸香碱当作药物来使用，在图皮语中，毛果芸香碱的意思是让人流口水的物质。当地人以火抗火，利用它让人大量流汗的作用来治疗发烧。浸泡后的叶子，可用于改善肝脏、皮肤状况，并可用于治疗胃肠道与呼吸疾病。在 1970 年代，当毛果芸香碱进入西药界，这种一度被认为包治百病的药，开始被用于治疗风湿病、破伤风、发烧和哮喘。然而，后期渐渐发现其对治疗某些疾病是没有作用的，就不再被用于治疗这些疾病。但是，毛果芸香碱却一直被用于治疗青光眼。无论如何，还是在体现着它在疾病治疗中的作用。

在毛果芸香碱的发展过程中，从毛果芸香中可以提取出毛果芸香碱的事实，让其医学地位得到巩固。1970 年代，除了不多的一些化合物合成的尝试之后，毛果芸香碱在 20 世纪的发展历史中显得悄无声息。然而到了 1990 年代，也就是人们开始采摘野生 *P. microphyllus* 十几年后，毛果芸香属科植物慢慢地开始濒于灭绝。人类对它的采集在两方面影响到了其野外的物种数量。第一，由于人们大肆采集树叶，干燥后出

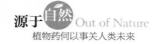

售给药品公司,药品公司再从中提取毛果芸香碱,使这种植物数量减少。因为没有了树叶,植物就不能够得到维系其生存的足够的阳光。第二,人类的采摘影响了植物周围的环境,一些物种的植株长得越来越矮,叶子变得越来越稀疏。最终,植物生长量的减少导致了合成药物的降低,反过来,也就意味着药品生产所需化合物数量的不足。

　　大量生产毛果芸香碱困难重重,然而想要通过合成的方法来获得,就需要首先理解毛果芸香是如何天然合成毛果芸香碱的。尽管这个化合物已经被常规医学使用了将近一个多世纪,但是人们对于毛果芸香碱的合成方法却还几无所知。如果人们对其天然合成了解得更多一些,那么大规模实验室合成或者半合成毛果芸香碱将会变得可能。与此同时,*P. microphyllus* 在巴西存活地的境况令人担忧,人们建立了种植园,以保持其栽培的可持续发展。然而,在此之余出现了一个更为复杂的情况。虽然合成产品可以缓解人们过度采集,降低对植物数量的需求,但会威胁到巴西毛果芸香种植者的生计。为了避免这个潜在问题,就必须要双方都从多样化着手,一方面农民需要多样化种植来增加收入,一方面需要医药公司在采用合成方法的同时,也继续依赖于从树叶中提取毛果芸香碱。当然,这种情形仅仅还只是个设想而已,因为能够达到工业化生产水平的毛果芸香碱实验室制备方法还没有实现。况且,虽然种植园已经建立,但是野生 P. microphyllus

及其近缘种的未来仍然令人担忧。当地人依然依赖于毛果芸香属植物来满足他们的需求。

一些世界上最有效的抗癌药就是来自于植物。位于印度洋的莫桑比克、非洲西南部的马达加斯加岛，是长春花的自然家园。很久以前，长春花（*catharanthus roseus*）就已经传播到了世界各地。现在，在全球许多地方，长春花是一种常见的多年生公园物种，以生长繁茂、花朵略带粉紫色、叶子为深绿色椭圆形而出名。在 1958 年和 1959 年，来自加拿大西安大略湖大学和美国礼来制药公司的化学家，分别独立地在长春花中发现了可以抑制癌细胞生长的一种化合物。这种以长春碱命名的化合物，就是第一代长春花生物碱的代表。在随后的不久，第二种化合物——长春新碱，也被发现了。这两种合成物都有通过聚合微管蛋白而抑制癌细胞复制的作用。微管蛋白，通常是在细胞分裂过程中聚合产生一个染色体分离时所必需的结构。长春花生物碱的结合，能阻止染色体对的分裂，这就使其不能复制，而最终导致癌细胞不能增殖产生子细胞。也就使得癌细胞——那些陷于一个永远都在增殖过程中的细胞，最终死亡。

化学结构上的微小差异，导致这两种长春花生物碱在活性和毒性上具有很大的差异。长春碱被用于治疗霍奇金淋巴瘤，这是一种淋巴系统的肿瘤，属于一种难治的淋巴系统肿瘤。长春碱还常用于治疗睾丸癌、乳腺癌，以及 Kaposi 肉瘤

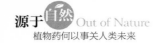

这类结缔组织瘤。长春新碱用于治疗肺癌、乳腺癌、白血病（一种造血组织的癌症）、肾胚细胞瘤（常见于儿童），以及霍奇金淋巴瘤或非霍奇金淋巴瘤。两者药性不同，功能主治也不同。长春碱可以导致血液中白细胞的大量减少，使病人对感染的免疫力降低。长春新碱虽然导致血液中白细胞降低的作用相对较弱，但是会导致神经细胞功能异常，引发四肢疼痛，严重者会导致听力或视力丧失。

马达加斯加长春花的药用历史远在长春碱的发现之前。在其发源地，当地人将其用于止血和治疗糖尿病之类的病症，也被当作一种镇静剂使用。在随后的向世界各地的传播过程中，人们发现了其对哮喘、肺结核、咽喉痛、高血压的治疗作用。在菲律宾，人们利用其根部制成了一种堕胎药。在牙买加，它的叶片被用来制成一种长春花茶，号称能够缓解糖尿病的症状。在1952年，加拿大科学家克拉克·诺贝尔（Clark Nobel）知道了它的治疗作用后，将其告诉了他在西安大略湖大学的弟弟罗伯特（Robert）。罗伯特对马达加斯加的长春花茶非常好奇，就着手研究这种植物，并从中提取化合物。在1958年，当他和查尔斯·比尔（Chaeles C. Beer），向世界宣布发现了长春花生物碱时，他们是在试图寻找一种可以有效治疗糖尿病的化合物，而并不是抗癌药。十几年的研究发现，却并没有找到长春花生物碱对于治疗糖尿病的明显证据。相反，时至今日，却一直都是在发现其对于癌症的治疗效果非常显著。长春碱和长春新碱的合成方法也都已经建立,尤其是长春新碱。当然,人工合成的化合物一般都是低效于那些天然产物。

植物能够帮助人类减轻疼痛,几个世纪以来,都对人类生活有着重要影响。最古老的以及最有名的疼痛缓解物都是植物,比如柳树和鸦片。最早的关于植物的药用记载,就是我们今天所知的水杨酸的发现,那是大约公元前 3000 年前,在现在伊拉克一带发掘的闪族人的石碑上描述的有关用柳树来治疗的内容。大约在 1500 年后,在《亚伯斯古医籍》(*Ebers Papyrus*)中记载有从桃金娘的叶片提取的物质,用于减轻孕妇腹部和背部疼痛的例子。著名的希腊医生希波克拉底(Hippocrates)提出用柳树树皮和叶子的混合物可以减轻分娩过程中的发热和疼痛,在随后的几个世纪,希腊和罗马的医生也都在使用相似的疗法。世界上其他地方不同种类的柳树、白杨和桃金娘的叶子和树皮以及绣线菊的一些特定部位,也都被用在了多种不同的补药和煎剂中来控制炎症和疼痛。

现代阿司匹林的历史开始于 1828 年,德国化学家约翰·毕希纳(Johann Buchner)从白柳(*Salix alba*)的树皮中分离出了很少量的能提取水杨酸的水杨苷。第二年,法国化学家勒鲁·洛克斯(Henri Leroux)发明了一种从柳树中制备水杨苷晶体的方法。取得突破的是,在 1838 年,意大利科学家拉法利·皮拉亚(Raffaele Piria)发现了一种可以把水杨苷转化成更

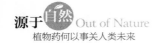

有效的水杨酸的方法,这帮助了后续水杨酸合成方法的发展。第一个这样做的是一位法国化学家查尔斯·盖哈特(Clarles Gerhardt),在 1853 年他生产出了乙酰水杨酸(ASA),这仍然是现代合成阿司匹林的化学成分。盖哈特的早期 ASA 配方并没有引起人们过多的关注,45 年之后,在德国拜耳工作的化学家菲力克斯·霍夫曼(Felix Hofmann)重新捡起了盖哈特的合成方法。1860 年,霍夫曼在他的同胞赫尔曼·科尔贝(Hermann Kolbe)的方法的基础上,在水杨酸上加了一个乙酰基团。科尔贝的化合物会造成严重的胃刺激,霍夫曼的乙酰基团则避免了这种难以忍受的副作用,就这样,拜耳阿司匹林在霍夫曼的发明下诞生了。

阿司匹林在制药业简直就是一个典范。它是第一种合成的止痛药,大量有关药效和生物合成的研究促进了它被用于各种心血管疾病和癌症的治疗。阿司匹林是一种非甾体抗炎药,即 NSAID,有别于其他类型的甾体类抗炎药,如糖皮质激素。NSAID 可以减轻疼痛、减少发热和发炎。这些药效,单一的来自于对细胞活动中的环氧酶(COX)的抑制,这种酶有 COX-1 和 COX-2 两种构型。乙酰基在水杨酸上的修饰,在很大程度上是一种巧妙的伪装。尽管阿司匹林以化学形式 ASA 进入体内,以减轻对胃的影响,但是当它被胃肠道吸收,或是在血管中以及肝脏中被酶代谢之后,就会变成水杨酸。随后发挥出阿司匹林的生理活性,即通过抑制 COX 的活性而发挥作用。

在正常的环境下（没有阿司匹林），COX 能够调节前列腺素类物质的产生。这些分子通过生物信号传递放大组织中炎症的肿胀、疼痛和发热。然而，当水杨酸存在时，这些信号的传递被抑制，这解释了为什么阿司匹林可以有效地控制例如因为关节炎而产生的疼痛、发炎等症状。小剂量的阿司匹林还被用于阻止血栓的形成，这已被广泛应用，其主要机理也是阻止了前列腺素类物质传递的通道。近些年，阿司匹林也因其在预防高危女性的乳腺癌上的潜在价值而备受重视。这种效用同样也是基于其对 COX 的抑制作用。其中一种前列腺素类物质被称为 E_2，可以增加乳腺组织中雌激素的产生，这也是引起雌激素依赖的乳腺癌的一个因素。在小剂量阿司匹林的干预下，乳腺中雌激素的量减少了，进而女性罹患这种乳腺癌的风险也就降低了。这种雌激素依赖的乳腺癌，占到了大约所有乳腺癌的 3/4。女性服用该药可以减少大约 20％的乳腺癌发生率。

并不是所有的 NSAID 都有同样的效果，只有那些有效的、相对安全的才可以加以应用，就像阿司匹林。科学家们这些年越来越看重水杨酸，不仅仅是因为它在医药上的新应用，还因为它在植物生物合成和生物活性上的研究和发现所获得的一些新信息。水杨酸是次生代谢产物，在多种植物的叶子和其他部分都可以被发现，包括杂草、大麦、水稻、大豆，当然

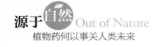

还包括医药相关的绣线菊和柳树。这种化合物在某些植物中与诱发开花相关，它也具有植化相克的行为，可以在植物的根际释放。根际，就是指根系周围的土壤范围。植化相克，在这里看来是这种化合物能够抑制竞争对手、吸收营养物质的能力。这种酸可能也还有另外的作用，例如，感染病原体之后，一些植物会增加它们对水杨酸的生物合成，试图抵御攻击。

水杨酸也同样具有一种奇特的生热效应，这仅在少数天南星科植物中发现。这类植物可以通过肉穗花序（相当于一个花序或花的集群）来识别。生热作用，最先是在伏都百合（*Voodoo lily*）中发现的。在这种物种中，该酸在开花的时候产生热量，以吸引昆虫帮助授粉。在开花期，斑龙芋（*Sauromatum guttatum*）可以释放一种对动物有攻击性的气味，这种气味一般被描述成类似于腐肉的味道，但是却可以引诱大量的授粉昆虫。挥发性气味的产生都和植物中肉穗花序结构的温度上升有关。相较于气温，花序的温度在白天开花期可以升高 57.2 华氏度，直到夜晚降临的时候温度才会下降。伏都百合的水杨酸含量在开花前的白天升高得特别多，在花期临近时对化合物也特别敏感。由水杨酸导致的温度升高，可能是由于化学刺激所致的细胞内结构的能量转换途径有了改变。

作为自然的馈赠，水杨酸的生物作用研究在近几年得到了飞速发展，人们开始重新理解这种物质从它的发现到如今所产生的魅力。这些丰富的信息展现了它与毛果芸香碱的不同。在研究之初,它的化学和生物活性被完全忽视,直到 20 世纪它在医学方面的应用才持续地突显了出来。这两种化合物的自然来源境况,反映了它们在医学化学中的不同历史。19 世纪的化学家通过不懈的努力,发明了一种非常珍贵的 ASA 合成方法,可以有效减少植物资源被过度消耗的潜在风险。尽管水杨酸比毛果芸香碱在更多的物种中存在,但是在整个世界范围内,阿司匹林使用的普遍性和巨大的消费量与毛果芸香碱相比还是令人吃惊的,其远远大于毛果芸香碱。仅在美国,每天就有八千万片阿司匹林被消费。以此估算,如果人工合成阿司匹林的方法没有被发明,世界上的柳树、白杨、桃金娘以及绣线菊灌木即使没有灭绝,估计也和 *P. microphyllus* 的命运差不多一样,在灭绝的前哨了。

比阿司匹林更有效而且容易上瘾的吗啡,提取自罂粟,在药物中扮演了一个重要且具争议的角色。罂粟原产自安纳托利亚,也就是现在土耳其的亚洲部分。现在在世界上的许多地方都可以发现罂粟,包括印度、南亚、欧洲、非洲和美洲。罂粟(*Papaver somniferum*)生长在这些地方的野外,并且也能被栽培。它是生鸦片的来源,包含 10% 的 1 号海洛因,也就是粗的吗啡。和阿司匹林相似的是,鸦片的历史也开始于苏美尔人,他们把这种植物称为 *hul gil*,含义是"喜悦植物"。这清楚地描述了苏美尔人已经意识到该种植物可以令人愉悦的效

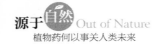

果。鸦片在《亚伯斯古医籍》(*Ebers papyrus*)中也被提及,尽管当时只是被用作令啼哭的婴儿镇定下来。后来在古希腊的医学中也出现了,被用作催眠药物。鸦片的名字,来自于希腊的 *opos*,是一种树液或是黏性汁液的描述。在基督教时代,希腊内科医生狄奥斯科里迪斯(Dioscorides)在《药物论》(*De Materia Medica*)中描述了切开鸦片朔果果实使其液体流出,干燥后得到鸦片粉末的过程,他的方法沿用至今。狄奥斯科里迪斯和其他一些人,包括老的普林尼(Pliny),都已经知道大剂量的鸦片可以带来不可避免的强大镇静作用。其他希腊医生,包括帕加马王国(Pergamum)的盖伦(Galen),在意识到风险后,尽管处方使用这种药品来减少疼痛,但并不随意使用。在古代中东地区,鸦片也被大量使用,曾经几乎取代了酒在伊斯兰世界中的地位。

在中国,鸦片曾被外科医生华佗用作镇静剂,那是在公元2世纪或3世纪。大约1400年之后,随着鸦片被英国东印度公司在18世纪大量地输入中国,抽吸鸦片在中国广泛流行起来,鸦片从此以其成瘾性而臭名昭著。东印度公司的行为主要是为了让中国人长久地沉溺于鸦片之中,而麻木于对其国民和经济的摧毁。中国政府试图阻止他们这种猖獗的非法操控行为。最终,英国在中国挑起了无耻的第一次(1839—1842)和第二次(1856—1860)鸦片战争。

1804年,也就是早在鸦片战争之前,德国化学家威廉·弗里德里希·亚当·赛特纳（Friedrich Wilhelm Adam Serturner）分离了一种他认为能够促进睡眠的罂粟提取物。1817年，他再次分离到了此种化合物，并命名其晶体为吗啡。但对其化学结构，直到1900年代初才被确定。随后，多种半合成和合成衍生物被发展了出来，包括丁丙诺啡和氢化吗啡酮，以及毒品海洛因。由此，吗啡也就成为另一种强力镇痛药——可待因的合成来源。

　　吗啡是一种类似于奎宁和毛果芸香碱的生物碱，鸦片中已确定的生物碱主要有40多种。吗啡是通过触发中枢神经系统中的阿片受体来产生缓解疼痛的疗效。有三个已知的阿片受体亚型，其中与吗啡结合能力最强的是 mu 受体，它不仅有介导药物缓解疼痛的能力，而且会诱导产生兴奋、抑制呼吸和身体的依赖性。因此，吗啡能够减轻疼痛的作用，与其成瘾和心理活动是密不可分的。此外，吗啡的耐受性是需要增加剂量来达到缓解疼痛的。某些吗啡衍生物，如丁丙诺啡，能够有效地缓解疼痛，但同时也减少了耐受和成瘾的倾向。这些衍生品和吗啡之间的差异，是源于对阿片受体的不同作用。例如，吗啡是 mu 受体的激动剂，这意味着它能促进这些受体产生相同的细胞反应，就如同自然的内生结合配体（一种内源性物质，在体内自然产生，与外生的，也就是体外而来的药物不同）的作用一样。然而，丁丙诺啡被认为是 mu 受体的部分激动剂，因为尽管它能够与该受体结合，但它只是弱刺激，产

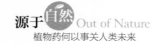

生一种温和的响应而已。除了作为止痛药使用外，丁丙诺啡于 2002 年也被 FDA 批准作为鸦片戒断治疗的药物。它能降低阿片类药物反应的诱发，使成瘾者能够逐步摆脱海洛因等鸦片的滥用，减轻他们严重的戒断效应。

鸦片的化学成分是药理学研究中最受重视的组分之一，因此，大量的文献详载了它的生理效应。在 20 世纪，由于人们对鸦片是如何作用于人体，以及如何同时给人带来愉悦、缓解痛苦，甚至让人上瘾的作用，都还知之甚少，因此吸引了科学界的众多关注。其中，研究的重心都是围绕在识别这种药物与人体细胞相互作用的受体上。任何受体都是与内源性结合配体同时产生的，因此，阿片受体的产生应该是由于人体内具有鸦片样物质的存在。第一类阿片受体于 1970 年代早期被人们发现，是在第一种内源性的鸦片类分子被报道之后不久。这些分子是人们产生"跑步者的愉悦"现象的原因，最终这些物质被科学地认定为脑内啡和脑啡肽。它们两者均存在于大脑和中枢神经系统，其中脑内啡产生一种"美好"的感觉，而脑啡肽则具有强有力的疼痛抑制作用。随后，研究发现内源性的鸦片类药物亦可以影响其他生理过程，目前认为，它们的活性非常的不同和复杂。

跟水杨酸和毛果芸香碱一样，人们对吗啡在植物中的生物作用比其作为药物作用的了解也要少很多。在罂粟中，提炼于果实的汁液或者乳汁，存在于乳汁传导通路中的乳汁管和分泌细胞中的细胞质。乳汁管及其邻近韧皮部的筛管,引导其在韧皮部内通过特化的筛管在细胞间流动,这与罂粟碱的生物合成及其在果皮中的积累密切相关。然而,人们对于吗啡在植物中的确切生物活性仍不清楚。吗啡很可能是伴随罂粟果皮上的机械压力而产生,进而来援助罂粟的。这种压力诱导吗啡代谢转变为二乙酰吗啡,它能与植物细胞壁的组成物质——果胶中的化学残基结合。二乙酰吗啡的结合为果胶分子之间建立了非常重要的联系,也就是将果胶分子全部连接起来,进而加固了整个细胞壁。在受损的果皮内,二乙酰吗啡的累积也可以抑制能够分解细胞壁化学完整性的果胶酶的活性。机械损伤通常是病原体感染的首要影响,因此,吗啡到二乙酰吗啡的反应,可能是抵制果皮被病原伤害的第一道防护线。

　　吗啡可以通过合法制药的目的被完全合成,因此罂粟不会遭受现代药品需要的威胁。事实上,栽培生产非法的鸦片原料抑制了罂粟的种植,即便是在园艺方面也是如此。尽管吗啡已经在日益增长的药物滥用名单中声名狼藉,但是它在常规医学中仍然占据举足轻重的地位。尽管人们极其不愿意使用吗啡作为药物,但是吗啡是缓解现代医学手段根本就束手无策的癌症晚期病人那些痛苦的最后一招,这是其最卓越的功效。

　　生物勘探和物种发现这种基本的古老实践方法,时至现

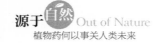

代也是随着科技的进步而发展和演变的,并揭示着生物体最基本的成分——基因、蛋白以及其他化学组分。这些技术的使用,避免了收割过多野生物种的需求,业已证明,这为研究者从区域或国家管理机构获得许可,在受保护和管制的土地范围内开展自然产物探索,提供了非常有价值的帮助。一些新发展促进了进一步的生物发现,如 1998 年的《国家公园综合管理法案》(National Parks Omnibus Management Act),就是通过授权美国国家公园管理局(US National Park Service)同科研机构或者私人公司之间的利益共享协议来促进生物发现的。在这样的综合管理法案之下,国家公园和研究机构就都能够从生长在公园内的具有商业价值产品中获益。

自然中的物质是形成药物发展的基础,它们具有极高的价值。然而,能够最终发展成为商业药物开发的化合物,无论是原料药还是合成药,都令人惊奇地少。通过常规的高通量筛选技术,人们对成千上万的天然的、半合成的以及合成的化合物进行了评估。但是,只有很小的一部分能用于医疗实践。就天然产物而言,有些并没有多少药用价值,因为它们具有严重的毒副作用。然而,更多的情况则是那些天然物质本身就缺少药物效力。利用合成化学对化合物的结构进行轻微的调整能够改善其作用,如消除引起副作用的官能团,或者引入官能团来增加药物效力。然而,尽管合成化学在这方面表现得非常不错,人们还进而非常看重通过组合化学来合成新化合物,但其结果只是带来了更多的无用的化合物而已。尤其值得思考的是,这一过程仍依赖于最初的先导化合物,这些先导化合物常常是一些自然存在的物质。

目前,对于天然产物的探索,主要集中于对传统医学中使用上百年的物种的识别上,以便确保新的物质能够源源不断地供应到合成化学领域。这不仅仅是生物勘探者(探索自然界中的天然物质的专家),也是民族植物学家和民族药理学家的工作。这些专家探索植物科学以及人类与植物相互作用等不同方面。当然,他们的努力又进一步获得了额外的支持,即现代药物的成功发展以及新植物物种的发现,这在很大程度上也是现代植物搜寻者的工作内容。

回顾班克斯和胡克的探险岁月,植物猎寻探险的核心在于发现新的物种,尤其是外来植物,以及搜集种子。博物学家们需要筹集资金,租用交通工具,与其他人,有时候甚至是与国外的政府机构打交道。如今,这几个方面的工作与之前的内容也还基本一致。只不过,研究人员可能不再是来自一所大学中的一个博物学家或者一个研究者,而是往往需要多个具有不同学科背景的科学家们一起合作,还有,可能需要当地居民和国家机构的配合,来确定哪些地方允许开展实地调查研究。与几个世纪之前的植物猎寻者类似,那些致力于发现新物种的近代研究人员对于自然也有一种深深的敬意和感激之情。正是因为此种情感,才能驱使他们花费数不清的时间

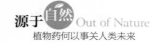

去身陷热带雨林、暴露于又干又热的沙漠之中或者寒风刺骨的高山之巅。

当代植物搜寻者一直以来都异常忙碌于植物搜寻工作。据估计,全球每年大约有2000多种新的植物物种被发现。自从1759年开始,皇家植物园邱园,就已成为了发现与鉴定新物种进程中的重要领导者之一。在植物搜寻史上,赫赫有名的大家有班克斯、胡克、弗朗西斯·马逊、乔治·福雷斯特,以及苏格兰传教士和探险家戴维·利文斯通(David Livingstone)。他们为邱园搜集了几百种物种,其中许多,至今仍然保留在其"保藏种类"(the garden's collection)之中。现在,邱园的科学家们还是在一如既往地寻找着新物种。2009年,"地球呼吸计划"的部分组织、科学家以及志愿者与邱园联手在100多个国家发现了250多个植物和菌类新种,其中有62种发现于渤泥(Borneo)的热带雨林,部分来自于巽他古陆(Sundaland)的生物多样性热点地区。在渤泥发现的新种中,有很多填补了科学空白,如多种不同的南美番荔枝科的开花植物、不同种类的兰花,还有一些紫珠属植物的新种。在马达加斯加,科学家们已经识别了30多种以前不为人知的物种,其中包括一种野生的豆果特别大的咖啡树。其他还包括,在澳大利亚南部发现的2种桉属植物、南非的薯蓣、伊朗的百合,以及南美的桃金娘科植物。此外,在印度和印度尼西亚东南的小巽他群岛,科学家们分别发现了两种紫云菜属(*Strobilanthes*)的植物,这两种植物都可能含有一种重要的、可用于医药的天然产物。一些已知的紫云菜属（Strobilanthes）植物，被用于传统医学体系，它们包含具有抗氧化作用和抗糖尿病等生物活性的化合物，而且这些生物活性物质已经被成功地从植物中分离并开展了临床研究。

植物新品种的探索，是一项受到国际共同关注的伟大事业，许多新物种的识别也是全球共同努力的结果。研究所和政府机构的研究人员在这一过程中扮演了至关重要的角色。然而，识别如此之多的新物种，很大一部分成果都是根植于诸如一些当地小型的组织机构，尤其是苗圃、公园、保护组织，以及一些社区志愿者的浓厚兴趣。邱园的巨大成功，很多是归于其与民众及当地研究者的共同合作，他们理解并珍视那种对隐藏于地球生态圈中多种生物进行识别的迫切需求。

从很多例子来看，小型组织在植物发现和地方保护层面，可以发挥至关重要的作用。其中，许多这种组织的工作已经开始转向国际化。在美国，一些个体组织，如得克萨斯州的啄木鸟花园保护基金会（Peckerwood Garden Conservation Foundation）和加利福尼亚的 Quarryhill 植物园，也都为植物科学做出了巨大贡献。在啄木鸟花园和 Quarryhill 中，每一植物物种都是在其本地机构的帮助下精心搜集而得的。前者的搜集，主要集中于得克萨斯州的西南部和墨西哥边境沿线的本土，而后者，则主要集中于亚洲植物的搜集。这两个组织的园艺学家们在新样本研究中做了多重考察，他们致力于辨别新物种、

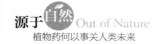

收集和分享植物种子，以及在保护公园的同时促进濒危植物的繁衍，这些都是植物养护的基础。啄木鸟公园旨在提高人们关注墨西哥和美国濒临灭绝植物的意识，通过对当地多个地区的勘探和教育的方式来培养人们对当地物种的欣赏之情。在强调园艺学的艺术与环境因素时，啄木鸟公园致力于在植物活动的影响方面带来更多当地的关注，比如过度放牧和发展。Quarryhill 具有相类似的理念，他们致力于多次勘探，如多达 20 多次的中国勘探和多次的日本勘探。与此同时，Quarryhill 也与其他植物学家分享自己的发现和相关材料，因为他们明白，每个人对园艺学的贡献对保护以及扩大植物基础科学知识都很重要。

可以把生态价值和药用价值这两个差别很大，但又相互关联的植物元素相结合，通过生态学和药理学研究获得的大量知识来加强自然保护事业。对新物种和新天然产物的探索，覆盖了几乎从热带雨林到沙漠再到海洋的所有生态系统，这也就强调了对这些区域进行保护的必要性。同时，对植物化合物的生物活性的研究，也能提高我们对植物与其他生物体相互作用的认识。除此之外，天然产物的发现给医药也可能带来新的意义。随着研究者们对隐藏在人类和植物历史背后的许多古代康复体系进行深入挖掘，现代医学和传统医学的兴趣很可能会被汇聚起来。将这两种方法协调，能在全球范围内极大地促进人类健康。

　　但是,在植物药的发现和商业化方面还存在一系列问题,尤其是那些源于原住民的实践和知识的药剂。发现新的化合物本身就是一项宏伟的冒险,因为它们能够促使针对目前仍无法治愈疾病的新的药物的产生,能够造福于全人类。但是,为了使这个过程能真正惠及所有的参与者,不管其所利用的是科学资源,还是植物与土地的古老联系,都必须要认识并尊重那些古老的疗法,它们确是一种医学形式;也必须要认识并尊重那些将天然产物作为一种医药来源的科学探索,全球数以亿计的人们将依赖于此。总之,我们必须学会在两个层面上的共存:与他人的共存,以及与地球上所有其他形式的生命的共存。

第7章 学会共存

（Learning to Coexist）

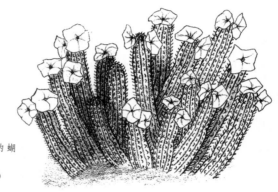

● 原产于非洲南部的蝴蝶亚仙人掌
（*Hoodia gordonii*）

　　新的植物药的发现与发展是医药进步和提高人类健康质量必不可少的。但是，鉴定与分析新的植物和植物组分，以及后续把该组分商业化的过程，却经常是一些与道德法律有所冲突的研究，这主要是由于其涉及传统知识与文化的缘故。

　　自 1960 年代中期，出于保护民间文学、工艺美术，以及被盘剥的原住民传统文化的考虑，人们颁布了大量的相关法律。1977 年，非洲知识产权组织（African Intellectual Property Organization，OAPI)宣布，非洲所有民族代代相传的传统医学和知识,其所有权皆归属于该组织。自此以后,传统知识与知识产权法一直反反复复地陷于纷争之中。

生物开发与药物发展之间的争论和知识产权法紧密相关。国家与国家之间,法律规定什么能够申请专利、什么不能申请专利的标准,都不尽相同。人们普遍认为,发明是知识产权的一种形式,因而受到专利法的保护。专利法的目的就是鼓励发明人来创造新的发明,从而使得创造能够不断循环,得以长久地延续下去。专利还提供了一种机制,使发明人公开他们的工作信息,让大家知道该发明的存在,以及所有的细节如何才能被重复出来。作为回报,在专利保护期间,发明者可以自由地从该发明中获利。但是,在一些科学领域中,专利实际上可能阻碍创新,而不是推动创新。这种阻碍力在发展中国家尤其突出,当地资源和知识一旦被发达国家的研究人员申请了专利,就会对那里的文化遗产与创造力造成损害。

对自然实体的保护企图,始于 1873 年,当时美国专利局授予巴斯德(Pasteur)一种用于啤酒制造的酵母的专利权。1937 年,美国专利局负责人帕斯奎尔·约瑟夫·费德里科(Pasquale Joseph Federico)认为,倘若巴斯德的专利申请发生在他的任职期内,那么这份申请将不会被受理,他认为:"有关自然实体的专利保护是一个有争议的问题"。而在他的这番言论发表前不久的 1930 年,美国《植物专利法》(*Plant Patent Act*)正式颁布。在这个专利法中,除了块茎以外,人工

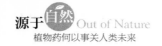

培育的无性繁殖植物悉数都在保护之列。然而在对专利申请人的这种近乎想成为自然的拥有者的反感方面，费德里科也并不是在孤军作战。在《植物专利法》颁布之前，植物普遍地被认为是一种不能够被申请专利的事物。在《专利法》（*Patent Act*）颁布的 1793 年到《植物专利法》颁布的 1930 年间，也仅有一例涉及植物材料的专利申请。该申请要求对一种来自于松树针叶的纤维材料进行专利保护，最终被驳回。

但是，科学家们基于现有生物而发明出的新型有机体，还是对专利法形成了严峻的挑战。自 20 世纪以来，对活的有机体申请专利就一直是颇具争议的焦点问题。1979 年，通过有性繁殖方式培育的作物开始受到法律保护，这无疑打开了植物专利申请的闸门。几年之后，美国通过了第一件关于植物种子的专利申请。在 1980 年，最高法院通过了 Diamond v. Chakrabarty 案，并由此打开了对人工制造的有机体进行专利申请的先例，也直接引发了对生物体申请专利的空前热潮。当然，这也在某种意义上改变了科学的初衷。工程师们利用已经存在的生命形式来牟利的能力引发了生物技术产业发展的浪潮。Diamond v. Chakrabarty 案，与其称之为"著名"，倒不如称之为"恶名昭彰"。因为自从开此先例，申请的专利几乎就覆盖了从基因到转基因有机体的所有方面。有鉴于此，如今对通过育种技术发明的新型植物的保护则是通过一组与传统专利保护法截然不同的国际知识产权法来指导进行的。

　　根据美国法律,凡是具有"非显著性"以及实用性的任何发明或者发现,都符合申请专利的要求。基因、天然产物和其他已被分离纯化的天然物质,只要具有合法用途都是专利保护的对象。否则,专利申请就不会被批准。而实用条件一直都是专利申请的争议部分。倘若用于申请专利的物质未被分离提纯,那么在专利申请过程中,这些物质的一些特定的作用可能就会因此而未能得到发现。这些用于申请专利的纯化物质,根据美国专利法,被认为不同于其所对应的天然物质。因为无论是基因或是植物化合物,从本质上来讲,它们都已偏离了其天然状态,因而它们的功效自然也就不同于天然物质。然而讽刺的是,在后来为了降低公众对产品安全的怀疑,大部分公司都喜欢宣称他们的新生物农药和转基因作物与它们所对应的天然物并没有什么不同。

　　基因与植物化合物本身与它们对应的专利物质是不冲突的,但是许多个人和公司却一直都在竭其所能地寻求他们对产品的权利最大化。更有甚者,假如一种转基因作物通过自然播种的方式在临近的农田开始了种植,或者,对周围未转基因作物有了授粉,这样的行为都可能将农场主置于违反专利权的困境之中。在国际层面上,对专利权的侵权常常是一种不经意的行为,而这种现象对于植物以及基于植物的各种药物而言尤为如此。举例来说,许多原住民和当地政府并不知道在他们长久用于药用或食用的植物品种中,不少作物的天

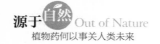

然产物已经被申请了相关专利。

专利申请条件中的实用性要求也在天然产物的发现过程中产生了严重的伦理隐患。植物及其蕴含的药物资源都是人类文化遗产的一部分。虽然研究人员有时会进入自然界进行探险,并随机地选取植物来研究其药用价值,但是更有效的方法却是研究那些已经被用在传统医学体系中的植物,因为这样的做法可以极大地提升分离出潜在的具有药用价值的化合物的机会。在这里,问题的关键倒不是所分离得到的药用物质归属权的所在,而在于放任那些以知识产权的名义来吞噬传统知识,以及生硬地理解传统文化的行为。

天然产物和传统知识的商业化过程,最初是由世界贸易组织制定的《与贸易有关的知识产权协议》(Trade-related Aspects of Intellectual Property Rights,TRIPS)所调节。那些威胁生物多样性的所有权归属的争论问题,也常常涉及到《国际生物多样性公约》(Convention on Biological Diversity,CBD)的相关领域。《国际生物多样性公约》确保了生物多样性的维持和生物资源的可持续性利用,同时确定了关于民间风俗和传统知识的原住民所有权,也促进了研究者和企业之间对基因资源与知识的平等共享。其平等共享是通过开发和应用商业化技术的合作来实现的。美国国家公园管理局就采用了这种利益共享的模式,来确保各方的税收以及商业的成功。然而《国际生物多样性公约》和《与贸易有关的知识产权协议》的区别在于,《国际生物多样性公约》将传统知识的所有权延伸到了文化领域,而《与贸易有关的知识产权协议》只认定专利保护下的所有权,任何没有申请专利的事物,原则上来说,都可以被自由开发。

近年来,《与贸易有关的知识产权协议》一直致力于解决发展中国家对自然物质的开发和商业化生产能力的缺乏问题。为此,该协议创建了一个项目,项目缔约国间达成了强制许可,使得专利持有人必须与那些国家或地区共享产品的生产权。只要向专利持有者缴纳一定的费用,他们就会被允许在其国内对这些专利药品进行仿制。这份协议也更加清楚地界定了什么是传统知识,并提高了成员国间的利益共享与产品转化,以便自己的理念与《国际生物多样性公约》有更紧密的联系。其他改进建议则包括要求专利申请者公开专利相关知识或生物材料的来源并证明事先已获得知情同意,这意味着那些发展中国家或地区事先已经知晓该产品的研究意图。

倘若在产品开发之前,没有事先告知并获得同意,就有可能导致剽窃。在过去的几十年中,诸如"国际遗传资源行动"(Genetic Resources Action International,GRAIN)之类的许多非营利性监督组织和团体,就在支持地方团体来控制并保护当地的自然资源,使其免受以生物剽窃为主的生物勘探行为。生物勘探者们在发展中国家寻求新的自然产品,带着商业化企图而盗窃原住民的传统知识,这种对天然资源的跟踪

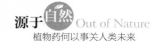

与掠夺,用术语表达就是生物剽窃。有鉴于此,长期以来生物勘探行为一直被认为是不光彩的行为,这也导致生物勘探行为的许多潜在益处被忽视。生物勘探的其中一个重要作用就在于从植物中发现药用化合物,这可以推进医药的发展和生物多样性的保护,同时也促进了那些拥有丰富天然资源却没有能力对其资源进行开发的国家或地区的经济发展。

生物勘探需要受到法律的密切监管和监测。虽然,已经有现成的法律来约束研究者以及企业,以进行良好的生物勘探,然而,这些法律的实施仍旧是一个难题。许多国家对天然资源和民族的剥削已经存在好几个世纪,历史上有不少人也认为这种做法是可以接受的,甚至是正常的。但现代社会价值观的改变已经开始导致人们对剥削的传统范式的困惑。事实上,许多人对此类剥削行为在伦理层面和道德层面上的对错持有矛盾的观点。

全球资本主义的蓬勃发展是以发明和发现的竞争作为基础的。人们对科学技术不断加速的追求,对原住民文化多样性的逐渐侵蚀,以及越来越多的物质主义倾向,给人类遗产带来了深远的影响。自 1990 年代末以来,原住民对利用本土天然资源和传统知识申请专利的生物剽窃行为进行了抗争。通过非处方的草本保健品以及药用化合物来谋取商业利润的行为被纳入调查,包括来自蝴蝶亚仙人掌(Hoodia)中起到食欲抑制作用的物质、从玛卡中分离出的壮阳和增强生育的物质,以及从尼姆树(印度苦楝树)中发现的各种化合物所制成的不同药物。出于种种原因,原住民和非政府组织对生物勘探行为敲响了警钟,然而其中最主要的原因是专利申请系统中的漏洞所导致的科学与道德的冲突。

事先知情和利益共享并不在专利法所规定的义务范畴之内。在表达自己的担忧时,原住民要求专利申请过程能够做到公正化,希望专利申请的过程是在鼓励透明公开,而非怂恿保密甚至撒谎。在 1990 年代,作为对南非当地植物资源勘测计划的一部分,南非的科学与工业研究委员会(Council for Scientific and Industrial Research,CSIR)的研究者们从南非本土植物蝴蝶亚仙人掌中分离出了一种名为 P57 的化合物,这种多汁的夹竹桃科萝藦亚科植物是土著居民桑人(San people)饮食中的一种重要物质。在沙漠的长途跋涉中,桑人常用这种植物的茎来解渴和抑制食欲。蝴蝶亚萼藓(*H. pilifera*)和蝴蝶亚仙人掌(*H. gordonii*)这两种物种,也同样拥有多种可以研发药物的化合物,但 P57 是第一个申请专利保护的物质。CSIR 随后将这项专利授权给了英国的 Phytopharm 公司,并最终卖给了美国辉瑞制药公司(Pfizer)。最早掌握关于 P57 来源知识的桑人,觉得他们的传统知识被不公平利用了,他们于是开始了寻求法律和经济上的赔偿。2003 年,CSIR 与原住民签订了一则备忘录,同意与原住民进行公平的利益共享,前提是蝴蝶亚属产品获得商业上的成功。

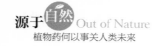

Phytopharm 制药公司在向 CSIR 缴纳一定数目的专利使用费的同时，也必须要向桑人提供一定比例的报酬，CSIR 也同意在产品问世后给原住民一定百分比的商业药品税收。然而，就在这场关于专利权归属以及利益共享的争论还在法庭上激烈地展开讨论时，在未经许可的情况下，含有仙人掌提取物的非处方保健品已经开始由多个草药公司推入了市场。而且不幸的是，其中许多产品中的蝴蝶亚属植物提取物含量并不如保健品公司在广告中所宣扬的那样。

比 P57 专利案件更为复杂的是有关玛卡的三项专利被授予了不同公司的专利纠纷。生长在秘鲁的安第斯山脉高原地区的玛卡（*Lepidium meyenii*），曾是当地土著居民一项重要的日常贸易品，这些原住民世代居住在这片山区之中，以盖丘亚语为母语（Quechua，是南美洲原住民的语言）。自 1980 年开始，这里的原住民就开始栽培玛卡，其独有的催情效果吸引了制药公司，使该植物成为一种重要的保健品。

制药剥削，对于盖丘亚族而言并不陌生。第一个案例就是金鸡纳树皮提取物中所分离的具有抗疟活性的药用物质的发现，而这一发现是基于盖丘亚族常年使用金鸡纳树入药的事实。1986 年，美国科学家获得了死藤水（ayahuasca）的专利权。死藤水，是一种南美洲的本土植物，其致幻的特性长久以来被盖丘亚族所珍视与利用。1999 年，由亚马孙非政府组织的抗议活动最终导致此项专利被废除。然而由于卡拔木

(*Banisteriopsis caapi*)的叶子具有和所有已知死藤水叶片截然不同的特征,所以随后该项专利又被恢复。随着有关玛卡专利纠纷的出现,盖丘亚族和亚马孙团体对于生物剽窃的容忍已经达到了极限。

2000年,当位于美国得克萨斯州的生命研究公司(Biotics)发明了一种"以玛卡和鹿角为原料用于增强睾丸激素水平"的特殊混合物的时候,有关玛卡专利的问题就此爆发。次年,美国新泽西州的世界植物萃取纯净有限公司(Pure World Botanicals)获得了玛卡提取物的药物开发专利。一年以后,该公司又获得了关于玛卡的第二项专利,是一种专门用于玛卡萃取的新型乙醇提取工艺专利。这三项有关玛卡的专利都受到了质疑,因为他们的发明与发现都是当地知识、传统以及几个世纪以来资源的一部分,因此并无新意可言。得克萨斯州的生命研究公司和世界植物萃取纯净有限公司陷入知识产权纠纷的主要原因,在于企图将玛卡的催发情欲特性占为己有。

玛卡,有很多著名的别名,比如秘鲁人参和秘鲁伟哥。它以极好的提高机能和治疗生育障碍功能而出名,并能够防止生理压力和增强人们在高海拔地的适应能力。含有特殊的药用成分,也许是玛卡能够生长在海拔约13100~14700英尺且能够承受低温和恶劣环境的原因。

最近,制药企业和政府数以百万的投资推动了玛卡栽培

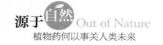

的扩张。在 1994 年,仅有 0.2 平方英里(128 英亩)的土地专门种植玛卡,而截至 2002 年,种植玛卡的土地已扩张至 7.7 万平方英里(近 4930 英亩)。然而,当涉及有关玛卡专利问题时,当地管理者与原住民却被政府与企业排除在外了。这些当地居民与管理者在扩大玛卡栽培面积上所付出的努力,以及他们所拥有的关于玛卡药用和营养价值的知识,并未得到认可。在 2002 年的一份报告中,以支持人权、文化的进步和生态多样性为宗旨的"关注侵蚀、技术和集中的行动组织"(Action Group on Erosion,Technology and Concentration)(ETC 小组;前 Rural Advancement Fund International,RAFI,即国际农村发展基金)声称:根据目前的法律,相关制药企业以及政府并没有资格来霸占传统知识和"原住民的非正式创新"的权利。该组织指出,即便目前最广泛采用的美国的专利法,也是与致力于将传统知识纳入专利程序之中的"世界知识产权组织"相矛盾的。

专利理念与发现的竞争,会切断科学研究的交流和沟通。在生物技术和药理研究中,科学家们通常避免提供有关自己工作过于详尽的细节,以免其想法被人窃取。讽刺的是,研究人员们往往毫不犹豫地奉行从根植于本土文化并世代沿袭的创造性观点中直接攫取研究思路这样的理念。

专利申请所导致的对知识多样性的威胁,被印度科学家、社会环境哲学家范达娜·席娃(Vandana Shiva)形容为"文化的单一化"现象。席娃在引导民众关注商业和科学利益的误导对原住民的伤害中非常具有影响力，她增强了人们保护全球知识多样性的意识。在她 1997 年出版的《生物剽窃》（*Biopracy*）一书中，她把科学知识比喻成一棵树，而各个领域的基础知识和原始发现则是这棵树的庞大根系，正是它们支撑着那些树干和树枝。然而这些根系，正如她所说的那样："一直都处于一种饥渴的状态，何况当下这些根系正在被不断地采掘收割，以换取眼前的利益"。她也是第一批关注商业研究对科学知识的多样性带来损害与灭绝的先行者。由商业化支持开展的各项研究，由于经济上所带来的丰厚回报，其研究对象的重心正在开始出现偏移，从以前以社会需求为重点，渐渐变成了那些具有潜在投资价值的项目。投资的驱动力吸引着研究小组的广泛关注，相比之下，那些通过非盈利的方式所获得的科学知识却渐渐被人们所遗忘，而这些被遗忘的领域正如席娃所说，可能会"最终灭绝"。

知识多样性的重要性并不能从经济利润的角度来解释。只有来自不同领域的科学知识才能确保研究者能够对抗环境灾害和病疫，发现新物种，确定有濒危可能的物种。席娃的话急迫而具有警示性：把利润放在实际需求之先，会破坏知识的多样性。

安第斯山脉和亚马孙雨林的原住民对企业把他们的文化和传统申请了知识产权的行为进行了不断的抗争。尽管盖丘

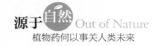

亚族并未成功撤销死藤水的专利,但这也并未阻止他们对于有关玛卡专利的抗争追求。他们的目标是设定有关遗传物质来源的监控程序,这一行为与 TRIPS 的专利修订已经非常类似。

关于玛卡的产权之争,现在已经演化为一场秘鲁原住民和草药公司间的激烈论战。秘鲁人在至少 6 种植物专利上做出了抗争,例如当地著名的珍珠草、卡姆果、龙胆草(hercampuri)、雪莲果、菜瓜、印加果。随后,一批关于植物的知识产权申请被驳回,其中包括 1997 年申请的卡姆果和 2004 年申请的另一个玛卡产品,其原因就是"知识产权申请对象为传统秘鲁知识产权的一部分"。2007 年,秘鲁提交了一份题为"打击生物剽窃:秘鲁的经验"的文件,给了在日内瓦的"知识产权、遗传资源、传统知识和民间文艺的政府间委员会"(Intergovernmental Committee on Intellectual Property and Genetic Resources, Traditional Knowledge and Folklore, GRTKF),这份报告就其国情概述了生物剽窃挑战自然资源和生物多样性这一问题。这份国家报告的目的,并不是要推翻专利申请体系,相反,正如在其结论部分所指出的:"它仅仅是一种实现推动创新的目标,同时保持一定程度的系统利益相关者之间的公平和公正"。

秘鲁和亚马孙非政府组织一直被指责为过度监控。然而他们所受的指责,其大部分是对那些威胁到了他们国家经济、生物多样性以及原住民传统文化等方面的专利的回应而已。

秘鲁也正在努力减少与生物勘探相关的道德方面存在的分歧,这种积极的干预措施反而有望降低对天然产品的开发,尤其是草药保健品类公司的开发。

印度,有着自己的生物剽窃问题,因而也成为提高世界对生物剽窃现象关注的重要组成部分。这个国家已经成功撤销了多项对传统知识造成了侵害的专利。1995 年,一个姜黄中分离获得的生物碱类成分,促进伤口愈合的专利,被授予美国密西西比大学的研究人员。印度的科学与工业研究学会就此专利提出了反驳。其理由是,几个世纪以来,在印度的传统医学体系中,姜黄一直都被用以治愈伤口。最终,该专利由于并不属于新颖的发现而被美国专利局撤销。虽然在申请专利上的前途渺茫也确实导致了姜黄研究商业投资的减少,但学术界的科学家们仍然在继续研究该化合物。此化合物已被发现具有抗癌和抗抑郁作用,其人工合成的同系物已经被开发。

另一个引起专利纠纷的印度植物是尼姆树(印度苦楝树,*Azadirachta indica*)。长期以来,尼姆树在印度因其具有杀虫和抗菌效用而受到关注。其提取物可掺入到洗液和牙膏,也可用作避孕、治疗糖尿病和麻风病、改善皮肤状况。尼姆树含有一系列具有生物活性的次生代谢产物,其中存在于其种仁的印楝素更因其杀虫活性而备受青睐。

关于尼姆树的专利之争,始于 1970 年发明的印楝素提取工艺,并于 1985 年通过了专利申请。三年后,这项专利被卖

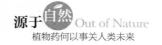

给了美国的化学和材料开发者格雷斯（W. R. Grace）和以其名字命名的化学材料公司，该公司用它开发出了一种商业化的印棟素杀虫剂。公司后来又与一家印度公司达成协议，由印度公司来培育和种植尼姆树以满足市场需求。1994年，当另一专利同时被授予该公司和美国农业部时，印度方面开始了反击。鉴于发现了尼姆树提取物的杀菌活性和用来对付真菌的"新意"，欧洲专利局（European Patent Office，EPO）给予了专利保护。但印度方面的非政府组织反驳道，尼姆树对付真菌毫无新意可言，在过去的几十年里，印度农民就一直在用尼姆树油来预防谷物和农作物的真菌生长。经过漫长的抗争，在2005年，印度政府也提供了大量的证据来支持他们的论点，欧洲专利局最终撤销了该专利。

印度对待天然产品专利的观点，类似于秘鲁和其他发展中国家：在专利的申请和审查流程中，需要增加透明度和问责制。1999年，印度官方发起了一项名为"传统知识数字图书馆（Traditional Knowledge Digital Library，TKDL）"的计划。该计划就是为了解决许多攫取印度传统知识来宣称新颖的发现和发明的专利问题。在提出"传统知识数字图书馆"概念的几年之内就有了在线数据，那些世代口头相传或散存于各种浩繁典册上的传统医学信息都被集中到一起，并翻译成多国语言。2009年，"传统知识数字图书馆"也向欧洲专利局开放了。

基于对传统知识的尊重,旨在加强原住民、地方政府和土地管理者之间的沟通的那些研究者们,也开始在为诸如"传统知识数字图书馆"之类的项目做出自己的贡献。在全球范围内,日益增多的这类研究者们,正在努力打破生物勘探者与原住民之间由来已久的隔阂与分歧。为了挖掘生物勘探的全部潜力,天然产品的发现也必须遵守道德制衡。尽管在过去的几十年里,部落沟通更开放了,并开始逐步接受了与生物勘探者建立良好关系的观点,但原住民对西方文化的影响仍有着根深蒂固的排斥。由西方资本企业所发起的自然天然产物勘探计划,已经深深地伤害了原住民以及诸多发展中国家,冒犯了他们的文化遗产和传统,失去了他们的信任。

美国和欧洲为主的生物勘探行动支持者们,利用专利法和申请审查流程中的漏洞,自由出入发展中国家的热带雨林进行勘测。当他们的研究目的被曝光之后,这种行为最终在非政府组织和土著部落委员会中播下了仇视的种子。在这种背景下,一些抵制生物勘探的激进组织,为了维护土著和地方团体,就会对制药企业和西方意识形态进行激烈的抨击。这些组织的做法导致双方间隔阂的进一步升级,从而无望通过事先征求同意和利益共享等途径实现自由交流。而自由的思想意见交流本来有可能会让当地获得经济快速发展的机会,有条件从事环境保护、发展可持续农业乃至科技发展等活动,从而增强地区的独立性。来自国家和部落组织的反对生物勘

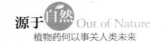

探的压力,会导致地方层面上管理的混乱,也会让那些一度支持开发研究的原住民团体突然转态,关上大门。

1998 年,代表美国国家卫生研究院(NIH)和美国国家科学基金会(National Science Foundation,NSF)的福格蒂国际中心把"墨西哥玛雅的药物发现和生物多样性"项目给予了美国佐治亚大学的科学家布伦特·柏林(Brent Berlin),并由国际生物多样性合作组织(International Cooperative Biodiversity Groups,ICBG)出资 250 万美元进行资助。该项目意在突破当前民族植物学家和民族药理学家由于此前天然产品勘探以及制药企业所带来的问题而面临的困境,其目标是鉴定墨西哥本土植物物种所具有的药用价值和表征在这些植物中所发现的生物活性物质。

墨西哥是众多动植物种类的家园,其中部和南部地区尤为如此。然而由于城市的扩张和频繁的各种人类活动,当地的生态系统已经受到巨大的人为干扰,因此在未来几十年,墨西哥的部分本土植物将面临严重的灭绝危险。布伦特·柏林和佐治亚大学的一众科学家们计划在墨西哥生物多样性最丰富的地域进行生物勘测,这既有利于医药研究,也有利于生态保护,在寻找新型药物治愈人类疾病的同时,也能提前保护这些植物品种,以免为时过晚。

研究玛雅的本土植物,是此次民族药理学家们的主要计划。位于墨西哥南部的恰帕斯高地,也就是恰帕斯州马德雷山脉，是天然产物发现的最主要地方。这片区域最出名的是栖息着以火蜥蜴和蝾螈为主的两栖类动物，而山区的坡地和广阔的高原地带也拥有众多的植物种类。研究者们计划在圣克里斯托瓦尔的Colegio de la Frontera Sur（ECOSUR）新建一个实验室，对具有生物活性的化合物进行筛选。通过这种方式，科学家们试图识别新型药用物质，并根据其潜在药效而将其开发成具有抗癌作用，或能治疗糖尿病、心脑血管疾病，甚至治疗艾滋病的药物。他们也计划研究如何可持续地对医药植物、农作物和本土园艺品种进行收获。为了加强与当地的沟通和协调，项目人员也计划与玛雅人合作，培训他们进行可持续发展的实践和研究工作，同时为来自墨西哥和美国的学生提供工作机会。

佐治亚大学的研究者们与墨西哥南部恰帕斯州的ECOSUR和英国分子自然有限公司（Molecular Nature）共同合作，已经获得了在恰帕斯州多个市区进行初步研究的许可，这是墨西哥在这些新的规则框架下首例允许在其国内进行的生物勘探活动。这些研究者们也同40多个自治的玛雅村庄建立了进行药物开发的合作伙伴关系，村民们同意他们研究当地植物和有关植物药学的传统知识。

如此细致的项目策划，保证了各方的意见统一，这也是任何ICBG资助项目的必备协议。ICBG强调，任何跨文化合作的资助项目都必须建立在事先告知、得到同意且利益共享的

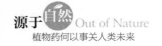

基础之上。无论是提供研究资源的国家,还是提供研究人才
与科技资源的国家,都能通过预先支付(例如按期付款)、商业
产品税、提供培训等不同方式各自获利。作为回报,当地居民
同意研究者们进入 ICBG 所定义的优先领域,也就是那些拥
有大量未开发的原生植物的区域,以供研究者们获取商业药
物开发的资料。在某些情况下,诸如玛雅的国际生物多样性
合作组织这类机构的研究者们,通常会集中研究那些经常被
报道用于治疗的药用植物品种,而这些物种大多是全球普遍
关注的野生植物或者栽培品种。

ICBG 的资助常常会授予那些大学的研究小组、制药企
业、当地科学家和原住民团体之间的合作。然而,许多 ICBG
的项目却只是在国有领土(诸如国家公园等)之上进行研究,
而并不需要传统知识。同时,即使这些项目常常被鼓励与商
业公司合作,但仍有一些项目从未与任何私人机构有过合作
关系。ICBG 资助的核心是学术合作,在某些情况下,也在促
进主持国、政府研究机构间的通力合作。这时候,项目研究需
要利用原住民及其传统知识,但是事先征得同意是项目进行
的关键一环。倘若原住民团体不同意分享他们的植物与药学
知识,那么这类研究项目往往在一开始就要面临夭折的困境。

ICBG 在玛雅的研究项目证明了基于事先同意、利益共享
以及原住民知识保护等原则的改进深受欢迎。但在该项目资
金开始下拨的几个月内,恰帕斯州就开始出现了麻烦的迹象。

墨西哥恰帕斯传统助产士和治疗师委员会（Council of
Indigenous Traditional Midwives and Healers of Chiapas,
COMPITCH）已经计划把当地的草药制剂知识商业化,而当
其了解到 ICBG 玛雅研究项目的目的时,他们对项目提出了
抗议,认为这是美国人在企图剥夺玛雅人的传统知识。
COMPITCH 坚持让所有的玛雅村庄终止与研究人员的沟
通。一直维持玛雅区域管理的非政府组织 RAFI(现在是
ETC 集团)此时也宣称:玛雅研究项目所征得的同意,具有严
重的欺骗性和误导性。

与此同时,墨西哥军队以搜寻萨帕塔民族解放军成员为
由占领了恰帕斯州。萨帕塔民族主义者,是由那些厌倦了政
府对恰帕斯州冷漠态度的人员以及经济不景气地区的贫穷人
口所组成。这时候,生物勘探行为激起来的压迫记忆,以及对
天然产品专利的怀疑论调,都成了人们对美国研究人员的反
感原因,当然,媒体也都适时地起到了他们推波助澜的作用。

COMPITCH 认为,这项研究只得到了一小部分玛雅人
的同意,如果项目想要继续开展,则需要得到所有使用玛雅语
的人民全体同意。但由于缺乏权威性,COMPITCH 并不能
阻挡该项目的进程,其关于全民同意的论调也最终流产。然
而这样的论调极具战术意义,在用以鼓动大众意见的同时,使
得生物勘探行为变得很不光彩,最终使整个玛雅研究项目举
步维艰。COMPITCH 所激起的舆论浪潮,完全掩盖了那些

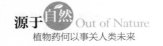

支持该项目的玛雅人的声音，国际社会因而无法获悉支持者的观点。

实际上，多年以来，佐治亚大学人类学家、玛雅项目的领导人布伦特·柏林已在玛雅花费了大量精力。他非常关注玛雅人，致力于拯救他们日益消失的知识与文化，并挽救其不断恶化的生态系统。然而，玛雅项目突如其来的局势变化让柏林陷入深深的困扰。玛雅项目做出了在天然产品药物开发中最大透明度的尝试，该项目组织时所表现出的开放性，以及呈现给玛雅人的利益分享机遇，从一开始就得到了当地人的认可。然而，当 COMPITCH 和 RAFI 等组织煽动起来当地人的敌意之后，就连一开始极力支持该项目的墨西哥政府也开始回避。鉴于恰帕斯州的局势动态，如果继续支持该项目，政府害怕 1994 年的萨帕塔民族解放运动事件可能会再度上演。在当时的起义事件中，萨帕塔民族解放军的成员猛烈抨击了当地政府以及相关国际组织，同时据报道还有一些暴力袭击政府运营组织的事件发生。

墨西哥政府最终撤销了对该项目的支持，随后 ECOSUR 也选择了退出。在这样的形势下，存在太多的干扰因素。缺少了恰帕斯州的合作方参与，项目的出资方 NIH 和 NSF 也无奈取消了资助，并在 2001 年正式宣布退出。

尽管在实施中也同样遭遇到一些非政府机构的非难，但 ICBG 支持的其他生物勘探项目都还在顺利进行，包括在阿根廷、喀麦隆、智利、墨西哥北部、哥斯达黎加、斐济、印度尼西亚、马达加斯加、尼日利亚、巴拿马、巴布亚新几内亚、秘鲁、菲律宾、越南、老挝、苏里南、乌兹别克斯坦和吉尔吉斯斯坦。每个项目都仔细考虑了如何实现最大程度上的事先征得同意，以及在追求利益共享方面的实施。

ICBG 的巴拿马项目，则致力于最终在本国建立一个完善的体系，以确保项目结束后，当地的科学家们仍然能够继续相关药物发现的研究。这主要依赖技术的转让和提供培训机会而实现。所有的参与机构以及巴拿马政府，都可以从所开发的商业化药物中获得一定份额的税收。政府打算将这些利润收入反哺于生态环境和栖息地保护。巴拿马的培训工作和基础设施建设工作，也可以说是获得了税收利润之外的好处，用自己的科学家可以确保最终的自主权，而他们的持续研究，反过来又可以再促进经济的发展。

巴拿马项目主要建立在该国太平洋沿岸的科伊瓦岛。ICBG 在科伊瓦岛赞助的项目是迄今为止最成功的一个。科伊瓦岛项目的领导者、加州圣地亚哥大学斯克里普斯海洋研究所的科学家威廉·格威克（William Gerwick）在这里从海洋藻类中发现了一种名为高度 N-甲基化活性环肽（coibamide）的新型抗癌化合物。ICBG 和格威克的工作改善了巴拿马的研究基础设施和经济效益。来自巴拿马和美国的约 90 名科学家在该项目中得到了培训，当然，还有大量的当地实验室技

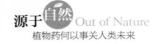

术人员被聘来协助研究。科伊瓦岛在联合国教科文组织的世界遗产上也获得了一席之地，这在很大程度上是获益于该项目的实施。

ICBG 在马达加斯加的项目也同样致力于商业化新化合物的发现，以及保护资源提供地区的科学和经济发展。来自马达加斯加国家应用和制药研究中心（Center National d'Application et des Researches Pharmaceutiques，CNARP）、国家海洋研究中心（National Center for Oceanographic Research，CNRO）、国家环境研究中心（National Center for Environmental Research，CNRE）的植物学家和海洋生物学家共同参与了收集和测试植物和海洋产物的研究。受训于美国陶氏益农公司（Dow AgroSciences）的马达加斯加科学家也参与探索了源于马达加斯加微生物的天然物质共同开发。为筛选和测评研究那些可开发药物的天然化合物，CNARP、美国陶氏、弗吉尼亚理工学院，以及美国卫材公司研究所（Eisai Research Institute）均参与了合作。马达加斯加签署了有关基于该项目的任何商业产品的税收协议。

在确定植物和其他生物作为潜在药物化合物来源的过程中，科学家们对马达加斯加的生物多样性进行了编目，旨在建立坚实有效的保护计划。这些项目的初衷就是克服专利系统本身所固有的一些问题。ICBG 及其所资助的研究者们以身作则地改善着生物勘探的现状，同时还提高了制药公司与其他独立从事天然产品研发组织的入门标准以及工作准则。通过这样的行动,他们表达了自己尊重原住民传统知识和文化遗产的强烈意愿。ICBG 的实践证明,在生物勘探行动中对于当地文化的尊重才是长久之计。

尽管人们在克服生物勘探有关伦理和实际问题上投入了大量努力,但对于把天然产品当作膳食补充剂来使用的药物滥用现象却没有多少人关注。非处方草药产品的相关生产企业极大地妨碍了人们对传统知识以及植物药物的勘探,这些公司不仅攫取传统药物知识,甚至将未成型的科学研究成果也都一并占为己有。

非处方产品,通常指那些或者经过了纯化或者经过了结构修饰的化合物。在某些情况下,对化学物质结构的修饰是这些企业对监管程序蓄意逃避的体现,也可能是一种节约成本的捷径。对化学结构稍做改变就能导致产品无效,甚至有害,因此修饰化合物可能会造成严重的健康隐患。与制药行业相比,对那些用于非处方药的修饰化合物却并没有适当的正规程序来检测其临床安全性和有效性。

1994 年,美国政府颁布了《膳食补充剂健康与教育法》(Dietary Supplement Health and Education Act,DSHEA),它要求膳食补充剂生产企业将其产品安全性放在比提高产品市场营销额更重要的位置。该健康教育法明确定义膳食补充剂是食品而不是药品,尽管膳食补充剂产品实际是介于食品

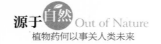

与药品之间的一个模糊地带。各种膳食补充剂,包含能起到类似药物作用的物质,这种类似药物的作用与那些明确定义的分解的食物中的碳水化合物、糖类、蛋白质和其他营养物质的代谢过程有着本质区别。膳食补充剂被严格定义为以下可摄入的物质:草本植物、维生素、矿物元素、氨基酸、酶、代谢物和其他生物物质。《膳食补充剂健康与教育法》倡导生产商对产品作如实描述,在营养成分表和辅助原料栏中标明营养成分信息。膳食补充剂的产品标签上,也必须明确申明该产品不用于任何疾病的预防和治疗。

在美国,只有通过 FDA 批准的药物(包括仿制药),才能够合法地进行药效申明,并且药效申明的内容也是需要通过审核的。如果一个膳食补充剂的产品标签上含有任何关于其药效的暗示性信息,则该产品将被列为非法药品。一旦补充剂厂商所生产的产品被报道有不良影响或含有未上报的药品成分时,这些厂家就会遭到来自 FDA 的持续介入调查与取证。来自消费者、医疗服务机构以及生产商(美国法律规定这些群体都有义务向 FDA 报告关于药物不良影响的信息)向 FDA 所反映的关于特定产品的不良作用如果超过一定程度,该产品将可能被强制撤出市场。从本质上讲,安全评价系统很大程度上取决于消费者,而消费者们也许不会向政府机构反映药物的不良作用,甚至可能根本就不知道这是他们应尽的责任。

2007 年，为引导生产厂商向更加道德和科学的方向发展，FDA 公布了《现行药品生产质量管理规范》(Current Good Manufacturing Practices，CGMP)。到现在，该规范已经完全延伸到了国际市场领域，用以提高进出口膳食补充剂的质量。FDA 还出版了一本名为《膳食补充剂使用者小贴士：明智的决策和评估信息》(*Tips for the Savvy Supplement User*：*Making Informed Decisions and Evaluating Information*)的消费者小册子。DSHEA 的颁布，实际是基于美国人拥有对其所摄入体内的物品有选择上的自由，而并非是出于对其安全性和疗效的考虑。虽然该法案已经颁布，但是大部分人仍然不了解膳食补充剂的潜在危害，也没有能力评估其对自己的身体是有益还是有害。产品标签上常常标注质量保证，但谁来进行质量评估，却不得而知。

非处方草本药物制造过程中并没有标准化的要求。还有人并不相信天然产品的制作标准，他们认为这些天然物质几乎不需要太多处理程序，因而不同批次之间理所当然地存在差异。在自然界中，植物体内的多种化合物是相互协调来产生特定的某一种作用的，这些化合物产生的物质含量取决于随机的环境因素的自然波动，如干旱或动物的觅食。如果制造商规范其产品的生产，那么这种变化因素就会减少，最终也就会导致其产品的天然成分降低。此外，为了制造所谓"全天然"的效果，一些物质会被清除，导致产品不再产生作用，乃至

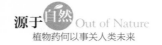

在总体上带来截然不同的作用。对于其标准化的问题,很难形成一个任何的逻辑基础来支持或反对,所以也就没有任何证据来说服膳食补充剂标准上争执的双方了。产品之间的活性成分的浓度或含量也常常会有大幅变化。美国制造商的一项有关人参活性成分人参皂苷的研究显示,很少有产品的实际人参皂苷浓度标注是准确的,产品间的浓度甚至会相差达15倍之多。

膳食补充剂也会因为含有未经许可的物质,而使得生产厂商声名狼藉。补充剂的掺假有多种形式,其中最常见的是掺入假的物质,或者对活性成分的偷工减料。1998年,一项在加州销售的亚洲进口的中国传统草药产品的抽样调查研究发现,在被调查的产品中约有32%含有未经申报的成分,其中包括重金属和药用化合物,而约9%的产品中含有一种以上的污染物。

不少膳食补充剂存在众多问题,诸如药物过敏、癌症相关,以及与处方药相互作用等等。例如,银杏的提取物,以及育亨宾、紫锥花、圣约翰草,已经发现都能引发不同类型的过敏反应。实验室研究和动物实验也表明,菖蒲、番泻叶、琉璃苣和马黛茶的提取物也都被证实能诱导癌变。尽管如此,从1990年代中期开始,在美国、中国以及其他国家,膳食补充剂的销量却依然在大幅上涨。与此相对,能够可靠检测人工合成以及其他掺假组分的相关方法的研究却稍显落后。迄今为止,液相色谱和质谱检测技术,即通过对由电场产生的离子的分析而实现的一种检测,目前仍然是最有效的方法。它们也常常与一些能提升离子光谱的准确而快速的检测系统结合使用。通过这些测试方法,研究者们已经发现了大量的添加剂。在一项基于105种膳食补充剂的调查研究中,35种产品被发现掺杂有大量未申报的人工合成成分。

不少所谓的"全天然"药物在制造过程中掺入了人工合成成分,但是却凭借传统医药系统的应用进行着市场销售,这样既扭曲了土著知识,同时也淹没了那些为了更好理解天然产品而做出的科学努力。在传统医学中,由于植物提取原料上存在着不可避免的差异,以及提取物功效尚缺少现代科学的证实,当地医生对具有药用价值植物的挑选一般都非常严格,例如,他们只收集成熟的植株,或者仅选取少量必需的叶片。

在土著群体中发现的自然界的宝贵财富已成为民族植物学和民族药学研究的主题。连同那些为地球上无数生命形式的编目工作所做出的努力一起,这些研究将传统文化遗产带到了现代科技的前沿,在此过程中提升了对文化遗产和生物多样性的尊重,同时也有助于研发出用于治疗一些致命疾病的新的药物。尽管有许多膳食补充剂制造商有着同样的美好愿景,但是那些没有这些愿景与责任心的制造商却只是在一味鼓励人们摄入那些有着潜在危害和无用的产品。实际上,许多人并不需要摄入膳食补充剂,然而他们还是这样做了。

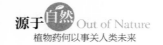

造成人们这种行为的原因有很多,也难以简单概括完全,但是不容忽视的一点在于,现在消费者的那种盲目消费的心态是这种现象的主要原因之一。补充剂的购买和使用,不仅仅是消费者在拿自己的健康开玩笑,也使得未经证实的植物产品的掺假和对传统知识的剥夺现象陷入一种不断的恶性循环之中。

近年来,野生药用植物创造并维持了显著的经济收入,但是这样的经济效益是以每年收获并销售大量物种作为代价的。在大规模商业水平上,尤其是补充剂交易市场所需要的植物数量上来看,没有任何一种野生植物品种能够在足够长的时间内持续使用并维持物种繁衍。

在加拿大森林,野生西洋参的种群很小,显然难以对抗长时间的采集。野生西洋参(*Panax quinquefolius*)的生存力大约在 170 株左右波动,并且常常只有少数的居群能够达到这个数目。一旦某个居群的数量低于 170 株,这个居群将面临数量急剧减少的风险。如果数目下降至 30～90 株,该物种将很难再度增殖起来,从而最终灭绝。

环境随机性的影响、居群间增殖率和死亡率的不同、天气变化或过度采集等原因,都限制了美洲野生西洋参的采集数目。过度采集会导致那些生长在特殊栖息地的缓慢生长物种濒临灭绝,尤其是那些需要通过采集根茎或树皮来进行药物研发的物种。

1990 年代末,由于过度采伐用作木材和医药产品而濒临灭绝的非洲李(*Prunus africana*)被列入了世界自然保护联盟保护品种。非洲李是非洲撒哈拉以南当地社区重要的经济资源。它生长在喀麦隆的山地混交林,以及刚果民主共和国、肯尼亚和马达加斯加。该树为多种哺乳动物提供食物和栖息地,因此,也是当地生态系统的重要组成部分。1995 年,鉴于作为木材原料而被过度开采,该树的贸易被限制。近年来,国际组织致力于发展可持续的开采准则,并引入了开采许可证书,会根据不同的开采目的而调整相应的许可证书发放,如对木材的大量需求以及药品的少量采集。在制定这些指导性意见的过程中,人们制定了《国际野生药用芳香植物可持续发展标准》(ISSC-MAP),专门用于明确可持续采收和实际任务的优先级问题。

医药植物的过度采集是一个令人担忧的问题,不仅因为这种行为会导致物种濒临灭绝,也因为这种行为表现出了人类的过度消费。在

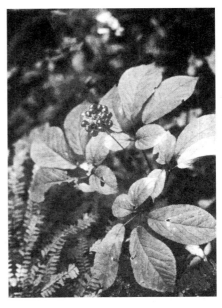

● 西洋参(*Panax quinquefolius*)
(照片来源:Dan J. Pittillo/USFWS)

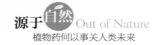
20世纪末,过度采集的行为已成为一个非常严峻的问题,因此,1994年在"国际自然保护联盟物种生存委员会"之下专门成立了"药用植物专家小组(MPSG)"。MPSG为野生药用芳香植物的过度采集建立了国际标准,提出了对物种怎样进行可持续性采集的基本概念。这些指导性意见最终形成了ISSC-MAP。

过度采集,是一个国际性的大问题,也是各个国家或地区必须面对的具体问题。ICBG项目旨在建立原住民和研究者之间的友好关系,以促进药物发现、自然资源的保护、事先征得同意和利益共享的协调发展。当地居民、政府、国际组织也在共同为了资源的可持续发展而努力。商业实体却在为了快速赚钱而进行破坏性的采集,他们很难理解他们的所作所为而导致的对环境的影响、对植物生长和繁殖的影响,这也是对自然的极大伤害。当然,他们也经常性地剥削传统知识和窃取农村社区的资源。

在对植物类天然药物发现的追求中,对自然和传统知识的欣赏和耐心是至关重要的。但在如今这样一个信息时代,却是非常难以实现的。人类与自然极度脱节,以致很多人无法理解为什么生物剽窃和野生植物的过度采集问题仍然悬而未解。学会与其他人类社会共存、与自然共存非常重要。这可能也是生物勘探活动所需要面对的最大挑战。

推进天然药物产品发现的成功,以及生态系统的持续良好运行,都将支撑起全球人类的健康,并保护生物的多样性。为了真正了解地球生物多样性的美丽和意义,我们必须要有机会能够亲身体验,这就需要我们抛开人类社会活动的干扰,迈入那些野生植物生长之地,进行全身心地感受。设置保护区,如自然公园、自然保护区、野生区,能确保我们友好地探索自然。探索自然,有助于人类更好地理解不同种类的动物之间以及动物和植物之间的细微差别。探索自然,也需要大面积地球生态系统的完好保护,这就意味着,在我们和我们的子孙后代身上都需要培养起对自然的深深敬意。我们还必须要更加清楚我们该如何更好地融入生态系统这张宏伟的蓝图。

第 8 章 林中之木

(The Forest for Its Trees)

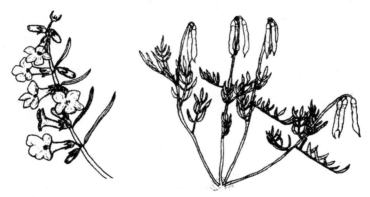

● 左为潘兰德钓钟柳（*Penstemon penlandii*），右为奥斯特豪斯黄芪
（*Astragalus osterhoutii*），均为科罗拉多濒临灭绝的物种

　　生物多样性保护，需要我们从宏观上了解地球上的生命，特别是需要我们知道人类活动是如何影响这个包含了所有生命形式的生态系统的。我们和周遭所有生物一样，都是自然进化的产物，从自然而生，从一代一代与其他生灵的共处中而生。我们同祖先一样依靠自然生存，无论是食物、住所还是维持全球经济，都要依赖自然。然而目前地球上已经有了如此数目众多的人类，以至于我们对地球生态系统的需求已超过

了其生产力所能供给的额度。除了那些一般性自然资源外，清洁的空气、水、碳存储、药用和农用物种的存亡日益受到密切关注。通过用钢筋混凝土以及街巷道路将自然拒之千里，其实我们与自然的分隔已经从身体层面扩展到了心灵的脱节。这样的脱节蔓延于全世界的工业化社会，在个人、社会以及国家的层面上层层传递。其实，自从人们开始通过各种发明使自己的生活变得更加舒适，并且通过消费主义的形式将这种改造广泛传播之后，人与自然相互隔绝的观念就已经渐渐根植于人们的心中。即便是那些关于保护自然资源的号召和呼吁，也常常在政治层面上被混淆，将号召的焦点从保护自然资源以及可持续利用的观念上转移到了通过一切可能的途径从自然中获利的手段中来。

纠正生物多样性保护的错误政策，加强保护生物多样性的工作，是那些主动承担保护工作的众多组织机构所面临的共同挑战。在探索利用具有自然价值的自然区域（诸如具有高程度生物多样性的热点地区）的过程之中，当地管理政府或组织所应当做的，首先是将那些传统的所谓自然经济的观念摈弃。传统自然经济观念的最具体的体现，在于它主张无限度地砍伐树木、建造大坝，并将所有具有药用价值的植物收获殆尽，直至将生态系统摧毁至无法恢复的地步。其实正好相反，为了最大限度地收获那些蕴含在生物多样性最丰富地区中的利益，其秘诀恰恰在于保护和维持这些地区的自然状态。

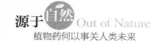
一些容易遭受物种损失的区域,或者那些对人类存亡有着非凡价值的陆生、水生区域,已经开始陆续得到了保护。而在其他情形下,对于木材、食品、药品等资源收获的预先获准政策,以及利益共享项目,都不同程度地促进了资源的可持续发展。

那些生物多样性程度高的区域带来的生态价值是不可能用国内生产总值(gross domestic product,GDP)来衡量的。相反,地球生物多样性的良好延续及其所提供的生态价值,往往则是更好地反映在区域中的现存物种数目之上。地球生命力指数(Living Planet Index,LPI),能反映随着时间的推移不同脊椎动物群体在生物多样性上的变化,也是用来评估优良栖息地健康状态的一项重要指标。根据1970年至2005年的LPI,陆地、淡水以及海洋的物种灭绝了约30%。由于动物大多依赖植物而生存,对濒危植物的确定以及对那些存在大量濒危植物物种的区域的圈定,是生态保护的关键。知道哪些植物可能消失,以及哪些植物区域是濒危动物的栖息地,对于生物多样性的保护至关重要。

《生物多样性公约》(Convention on Biological Diversity,CBD)已成为植物保护行动中的一个重要部分。该国际条约于1993年实施,其签署国需要维护生物多样性区域,以便生物和遗传资源的可持续利用。该公约是达成利益共享协议的基础。然而,与其他设立的使用和共享资源的指导方针的国际条约类似,《生物多样性公约》在维护具有法律约束力的合同中,实际上是处于一个被动的位置。其实,该公约的作用更在于作为一个保护法的框架,其参与国必须把该框架纳入自己国家的立法中。然而,《生物多样性公约》又和《联合国海洋法公约》等条约有所不同,它意识到许多发展中国家并没有足够的财政支出来支持生物多样性保护。《生物多样性公约》有专门的金融途径来沟通相关的融资机会以及合作项目信息,使工业化程度较低的国家,如刚果、加蓬、巴布亚新几内亚,都能够参加生物多样性的保护。这些国家与地区,拥有世界上最具有生物生产力的栖息地,灵活调用各种筹资机制以用于维护这些区域的保护,也是非常重要的国际保护工作。

2002 年,《生物多样性公约》批准了《全球植物保护战略》(Global Strategy for Plant Conservation,GSPC),这一战略方针是针对防止植物灭绝、促进利益共享和可持续发展而提出的。《全球植物保护战略》是由 180 个国家倡导并由"全球植物保护伙伴"(Global Partnership for Plant Conservation,GPPC)提供资助。所以,GPPC 就是一个宗旨为保护生物多样性的联盟,其核心目标之一就是实现由 GSPC 提出的目标。该全球战略包括 16 个目标,主要集中在了解记录和保护植物多样性、促进可持续利用植物多样性、提供援助,以及通过教育和培训实现这些目标。按计划,各参与国要在 2010 年前实现这些目标,但由于遇到缺乏资金支持、缺乏技术资源,以及缺乏有组织的政治支持等多重挑战的阻碍,该项目的完成预

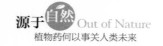

期被延迟到了 2020 年。这些问题,其实就是多年来环境保护困顿发展的病根之所在,但要克服这些问题,不管是现在还是将来,都仍然是一个艰苦的过程。

作为全球植物保护战略的主要目标之一,《植物名录》(*the Plant List*)的发展与完善,在 2002 年至 2009 年取得了实质性的进展,并最终于 2010 年年底发表。该名录实质上集中汇集编纂了所有已知的具有对应拉丁名称的植物的信息。这些信息是保护策略和可持续发展中识别植物的基础。这份植物名录也支撑着 GSPC 的其他目标,尤其是在 21 世纪末实现保护全球 2/3 的植物不再濒临灭绝的这一长期目标。全世界的植物学家和环保主义者都能访问该名录,用于他们的研究。

GSPC 的另一个目标是确定由"植物生命国际"(Plant life International)所划定的"重要植物区域"(important plant areas,IPAs)。IPAs 被定义为有着显著植物多样性、稀有原生植物,或具有特殊价值植物的自然环境或自然景点,这些区域是生态系统的基本组成部分。超过 30 个国家已开始明确 IPAs,并启动开展了相关的保护工作。然而,根据 IPAs 的附加说明,这些区域并不一定是自然保护区,而往往只是包含了一些具有经济价值的不同植物而已。GSPC 鼓励各国采取其他途径使得 IPAs 能够用于相关的保护工作之中。通过吸引人们的科研兴趣从而引起当地社区对 IPAs 的关注,以及寻找将当地收益与保护区保护相结合的办法,这些都是 GSPC 所明确的最有效地确保 IPAs 的方法。

在全球植物保护计划和 IPAs 的确定工作中,最有趣的部分在于其所涉及的国家植物园和国家公园的数量。这些地方可以供广大市民参观,同时,让人们了解当地的动植物以及人类在当地生态系统中所发挥的作用。通过将世界范围内研究人员的工作转化在当地,让当地的人们能够理解植物保护的意义,这样使得全球植物保护计划即使对于普通人而言也变得真实可感。人们从当地植物园所学到的知识,其实可以融入日常生活中,影响到人们如何去设计和维护自己的花园,同时让人们在自然环境以及保护区中追寻自己的生活乐趣。现在,国家公园、植物园研究所,以及花圃等都已成为向公众传达人类活动如何影响环境的重要公共渠道。

但是,了解人类行为对自然环境的影响其实只是自然保护难题的一部分。理解我们的活动与环境健康之间的关系,以及与自然建立良好的关系,具有十分重要的意义,但是同样重要的是,我们应当促进个人和社区建立与自然之间的联系。每年到国家公园和植物园的游客多达百万,这为提高人们的环境保护意识创造了不少机会。举例来说,澳大利亚西部的国王公园(King's Park)和植物园(Botanic Garden),在支持自然保护之余,年均接待游客约 600 万。游客们可以通过教育服务、亲身体验,以及导游路线等不同形式与自然进行接触。

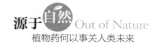
这两个公园也支持着一些重要的植物研究，其中包括植物生理学勘探和恢复生态生理学（即把原生植物重新引入恢复的栖息地，包括完全恢复和部分恢复）、恢复和存储稀有物种种子的研究、为更好地栽培植物而进行的基因分析等等。这两所公园还强调在自然保护的基础上，将保护本土知识和文化遗产与自然保护并存。

每年接待 130 万左右游客的英国皇家植物园邱园，拥有驻扎在世界各地的顶尖科学家。它与中国科学院合作建立的中国西南野生生物种质资源库，是目前世界上最大的野生植物保护项目之一。邱园的千年种子资源库（Kew's Millennium Seed Bank）项目和中国的种质资源库（China's Germplasm Bank）目前已达成了交换和存储种子的协议。于 2000 年开始实施的邱园千年种子资源库项目承担着采集和存储濒临灭绝的野生植物种子的重任。截至 2009 年底，已经有近 10％的世界野生植物种子被邱园收藏。

明确自然资源在全球贸易计划中的经济贡献已经成为自然保护工作的基础。为了达到这个目的，《濒危野生动植物物种国际贸易公约》(International Trade in Endangered Species of Wild Fauna and Flora，CITES)建立了一套在国际贸易中意在防止进一步过度捕捞和非持续性利用野生物种资源的战略。几经周折，经过十多年的起草，CITES 于 1975 年生效。各成员国必须在 CITES 的框架中制定出他们相应的实施法规。与此同时,CITES 也列举了由于国际贸易而濒危灭绝的物种名录,并跟进了相关成员国的立法进程,以便对这些濒危物种的进出口行为进行规范。

1995 年,非洲李被列入了 CITES 的过度开发植物名录。它被列入了因贸易而濒临灭绝物种的附录Ⅱ,附录Ⅱ所包含的物种处于中等濒危程度,介于附录Ⅰ(威胁最大)与附录Ⅲ(威胁最小)之间,这些物种一般都受到商品贸易的威胁。如今,只要保证该物种的野外生存不受威胁,非洲李还可以继续用于贸易。在获得许可的条件下,非洲李可以出口。并且,在某些特殊情况下,一些国家无需许可就可以进口非洲李。CITES 将定期评估检查非洲李在一些主要分布国家之内的生存状态,这些国家包括刚果、赤道几内亚、布隆迪、喀麦隆、马达加斯加和肯尼亚等国。CITES 会根据评估结果再次确定非洲李应该归属于哪一个附录之下。

CITES 的每个参与国必须至少有一个指定的科学机构和一个权威管理中心。英国的邱园作为 CITES 的权威科学机构,负责对植物的研究,为 CITES 提供植物保护准则,并与英国的执法机构合作,以确保这些准则得以贯彻。1973 年,美国也根据 CITES 通过了《美国濒危物种法》(Endangered Species Act,ESA),现由美国野生动物局(Fish and Wildlife Service,FWS)和国家海洋大气管理局(National Oceanic and Atmospheric Administration, NOAA)渔业司共同领导。

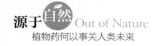

ESA 是美国近期来环境保护现象的一个反映,自从美国西部边疆以及国家公园的自然之美被人们认知并为之倾倒之后,这样的积极现象变得尤为明显。ESA 是为确保美国那些最为脆弱而备受威胁的物种能够免受栖息地丧失以及被追猎的苦难,也作为主要的法规维持着美国与其他国际保护协议的通用性,这些国际保护协议包括了加拿大、墨西哥和日本的《候鸟条约》(*Migratory Bird Treaties*)、《西半球自然和野生动物保护公约》(*Convention on Nature Protection and Wildlife Preservation in the Western Hemisphere*)、《西北大西洋渔业国际公约》(*International Convention for the High Sess Fisheries of the North Pacific Ocean*)、《北太平洋公海渔业国际公约》(*International Convention for the High Seas Fisheries of the North Pacific Ocean*)等等。在国家层面上,通过 ESA,美国各州以及各保护组织都有资格获得联邦政府的资金支持,或者获得各种资金来发展和管理保护项目,以达到美国国内和国际社会的期望。根据 ESA 的说法,鼓励保护项目的发展是"达到国家的国际承诺以及更好维护所有公民以及国家的鱼类资源、野生动植物资源的关键"。

作为 ESA 的成果之一,目前秃鹰、弗吉尼亚州北部鼯鼠、褐鹈鹕、罗宾斯梅花,以及其他 30 多种物种已经脱离了濒危状态,从 ESA 濒危列表中去除了。遗憾的是,尽管人们在努力地挽回困境,但还是有不少第一批被列入濒危列表的物种最终灭绝了，其中包括：圣巴巴拉北美歌雀、海滨灰雀、马里亚纳绿头鸭，以及多种鱼类。导致这些物种最终灭绝的主要因素，是一些公然违反 ESA 条约的行为，诸如狩猎、捕捞和其他危害物种生存的活动，而这些活动一般是受到 FWS 和执法机构严密追查的。

但是，在不少情形下，为了满足土地的使用需求，人们不得不违背 ESA 的良好初衷而损毁了不少野生动植物的栖息地。事实上，诸如 ESA 和 CITES 等的倡议就一直饱受着目标局限的诟病，因为他们往往只是单单确定那些濒危物种的名录，而不是将整个生态系统作为考虑的对象。尽管如此，ESA 还是制定了特殊条款，旨在突出保护生态系统对于那些受威胁物种的重要性（见本书第二章）。

在美国，仍然有不少形式主义充斥在整个生态保护系统之中。在关于土地利用方法的层面上，许多分歧让生态保护的道路举步维艰，这些分歧包括是否应该从湿地引水用于灌溉农田，以及是否应该在植物生存系统脆弱并且土壤贫瘠的草原上放牧羊牛等问题。实际上，形式主义是许多国家物种持续减少并最终灭绝的原因，即便这些国家已经制定了相关法规来约束人们对野生动植物生存的影响。ESA 和 CITES 的这两个倡议就保护世界最为濒危物种的层面上来说，其重要性是不言而喻的。但是从长期角度而言，如果缺少了那些旨在解决栖息地的丧失和碎片化的根本问题的项目，濒危物

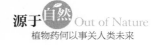
种的延续就绝不可能得到保障。

玄参科中的彭特兰钓钟柳（*Penstemon pentlandii*）近年来数目锐减，目前仅分布在科罗拉多北部地区马迪溪（Muddy Creek）周围的偏远狭小区域，其面积大约只有 0.5 英里×1.5 英里大小。然而彭特兰钓钟柳实际上是一种结实的小型植物，在其娇弱的蓝紫色花朵之下有着意外顽强的生命力。它以其独特的药用特性而被人熟知，美洲原住民常常将钓钟柳属植物一些种用于医药。多种具有生物活性的组分已经从钓钟柳属植物中成功分离出来，这使得彭特兰钓钟柳具有了潜在的药物开发价值。

彭特兰钓钟柳一个显著的特性在于它能够适应极其贫瘠的生长环境。它分布在海拔大致 7500～7700 英尺，是为数不多的能够在富硒黏土地域中蓬勃生长的物种之一。其伴生物种有艾草、金花矮灌木、弹性白浆果和绵毛优若藜。但彭特兰钓钟柳在栖息地内生长得非常稀疏，以致完全无法抵挡那些任何可能导致地表土壤损害的威胁。

1989 年，彭特兰钓钟柳作为生长范围极小的植物而被列入 ESA 名录。鉴于其局限的生存环境，人们觉得只需调用较少的资源便可建立物种保护项目以用于该物种的繁衍。FWS 和丹佛植物园的相关研究人员也对其保护做出了自己的努力。然而，就彭特兰钓钟柳的保护而言，其繁衍其实受到了两个因素的威胁：采矿行为以及车辆碾压。对于这些人类行动的限制,即使不是一件不可能的任务,也具有相当大的挑战性。在荒野地区限制使用全地形车和雪地摩托车等公路车辆,这将是娱乐人员和环保人员之间的一场持久战。由车辆所带来的腐蚀性物质可能导致栖息地的恶化,而轮胎上所黏附的入侵性物种、引擎所造成的噪声、汽车尾气所带来的污染物,以及相应车道的缺乏,都是与野外车辆行驶相关的不利因素。在这种情况下,那些与彭特兰钓钟柳相似的植物也都在加速灭绝。事实上,彭特兰钓钟柳绝不是马迪溪唯一苟延残喘的植物,在 1989 年的调查中发现,它的难兄难弟还包括濒危物种奥斯特豪特黄芪(*Astragalus osterhutii*)。

在土地利用上所产生的分歧,以及对濒危物种敏感天性的漠视,是世界范围内政治层面上和个人层面上都需要加以强调的问题。正如彭特兰钓钟柳和奥斯特豪特黄芪在全地形车轮之下苦苦挣扎的情形一样,许多其他濒危植物也和非洲李一起在人类狂热的贸易活动面前濒临灭绝。除了非洲李之外,自 21 世纪初开始,蝴蝶亚仙人掌、西洋参和人参都一直位列 CITES 的附录 II 之中。尽管入列濒危物种,但是这些野生物种因其高昂的价格和非法贸易所带来的暴利,至今仍面临过度采集的威胁。

在诸如中国和印度这类生长着大量具有药用价值植物的国家里,被列入 CITES 濒危名录的植物如今正面临严重的贸易威胁。喜马拉雅山的盾叶鬼臼 Podophyllum peltatum 小檗

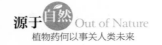
科植物桃儿七属,在印度和中国的医学系统里都有着广泛的应用,但是它只生长在喜马拉雅山西部的高山区域,这里因每年五月的漫山繁花而闻名于世。1960年代,人们发现桃儿七(*Podophyllum hexandrum*)的根茎中含有一种叫鬼臼毒素(podophyllotoxin)的生理活性物质,从而引起了人们对其潜在药用价值研发的兴趣。鬼臼毒素是抗癌药物依托泊苷(etoposide)和替尼泊苷(teniposide)的先导化合物,可用于淋巴癌、白血病、睾丸癌和肺癌的治疗。就鬼臼毒素的生物积累而言,盾叶鬼臼有着得天独厚的优势,它能比其他同属植物多合成17倍左右的鬼臼毒素,因此一直是商业上鬼臼毒素的主要来源。但近年来,正因为该物种的这种当地医药以及商业用途而被过度采集,导致其数目急剧下降。在1990年,该物种被正式列入了CITES附录Ⅱ,并且在2007年的重新评估中仍然位列其中。

人们也曾试图通过人工繁育的方法来建立稳定的鬼臼毒素供应源,然而这种方法收效甚微。通过人工合成鬼臼毒素并从中获取活性抗癌化合物,以及通过基因工程的方式来产生鬼臼毒素,这是目前主要用来替代采集野生盾叶鬼臼的方法。化学合成的方式虽然已经发展起来,但是其效率却相对较低。这些人工合成的方式需要经过进一步的纯化才能满足商业需求。对其他桃儿七属植物的研究也在进行之中,以发掘其产生抗癌物质的潜在可能。然而,其可怜的产出率仍然无法满足相关商业需求。也许,只有通过把化学合成与依靠其他受到较少威胁的桃儿七属植物这两种途径相结合,才能最终缓解喜马拉雅野生盾叶鬼臼所面临的巨大生存压力。与此同时,各国必须更加关注该植物的国际贸易限制,喜马拉雅山西部的社区组织也必须想办法来阻止人们的进一步侵占以及栖息地破坏行为。

1995 年,檀香紫檀(*Pterocarpus santalinus*)因其在木材、药材和染料方面的过量开采而被列入 CITES 附录 Ⅱ。而 15 年后,檀香紫檀仍然位列附录 Ⅱ 之中,并被世界自然保护联盟列为濒危物种。紫檀是印度东高止山脉南部一片狭小地区特有的物种,这里的干燥落叶林土壤是这种紫檀树的最爱。由它的心材制造的家具和乐器,被人们长期以来都视为珍品。由这种木材而来的红色染料紫檀素(santalin),被用于印度的宗教仪式,以及组织学染色剂。在医学上,檀香紫檀的木质部可用来治疗发烧、皮肤疾病、痢疾、头痛、溃疡、血液和肝脏疾病,其树皮可用于缓解糖尿病之类的症状以及微生物感染。有关檀香紫檀的研究表明,其树皮提取物能降低血糖水平,因此该植物也给糖尿病治疗带来了新的药物来源。印度国内外对于檀香紫檀的需求都是非常之高。除了木材、药品和染料,它也用来产生檀香油和香料。但对于对檀香紫檀贸易的限制以及在针对檀香紫檀贸易方面的立法过程缺乏连贯性,因此檀香紫檀贸易已经演变为檀香紫檀木材和相关限制产品的过度走私。

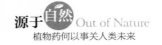

虽然该树可以通过人工方式进行栽培,但其生长过程非常缓慢,往往需要几十年才能成材。如果想要维持檀香紫檀树在野外的生存,加强当地的贸易法规执行力度势在必行。

虽然国际公约在保护生物多样性的道路上具有重要价值,但是因为这些公约仅仅只是一个大体框架,而且只能偶尔对一些顽固的国家进行谴责,这样的公约实际上在实现物种保护的愿景上而言作用十分有限。很多国家更倾向于在没有国际公约的约束下从事保护工作,正如另一些国家无论国际公约存在与否都依然倾向于过度开发这些自然资源和栖息地一样,因此,国际公约的作用也经常受到质疑。然而这并不能抹杀这些国际公约的重要意义。正是这些指导方针的存在,加上 CBD 所提供的资助机会,才使得改善物种保护的目的变得有可能实现。

国际和国内立法对全球当前情况的改变还需要走很长的一段路。制定环保法规的最终成功在很大程度上仍取决于社区个体的态度。一个彰显公民在配合规章制度落实层面上的深远作用的极佳例子便是禁烟令的落实。在 20 世纪的后期,随着二手烟对健康负面影响的曝光,在工作场所和公共场合吸烟所引发的公众健康问题备受人们关注。正如酒后驾驶因危害他人的安全而被列为违法行为一样,公共场所的吸烟行为也因此被视为违法。由于二次吸烟而造成的心血管疾病和呼吸系统疾病(诸如肺癌)是可以预防的,在那些实行禁烟令的地区,其预防作用已经初显成效。在那些颁布了禁烟令的城镇和市区,市民急性心脏病的发病率已经显著下降。平均而言,禁烟令实施第一年后,被调查区域的心脏疾患的发病率相对于执行禁烟令之前下降了 15%,而禁烟令实施三年后,其发病率则下降了 36%。从长远来看,禁烟令的执行将为全球节省高达数万亿美元的医疗开支。

如果人们像关注自己在公共场合拥有的呼吸无烟空气的权利一样,来关注自然环境和其他物种的延续,那么生物多样性的保护情况将比现在要好上很多。我们在地方层面上对于环境与物种保护所能达到的潜力是无限的,而这样的努力反过来又能影响国家和国际层面上的保护工作。而环境保护和禁烟令的区别就在于,正是我们每个人,无论程度如何,都在或多或少地损害着其他物种以及生态系统的生存,而通过吸烟损害他人生存的只是一小部分人。正是这样的区别,导致了在环境与物种保护活动中,人们的支持与参与程度,要远远小于对禁烟令的支持程度。人们一般都不愿意牺牲自己的生活方式来保护类似彭特兰钓钟柳这些鲜为人知的物种。

近些时间,气候和环境问题已经成为一个令人担忧的威胁。很多证据表明,这确实对生物多样性的保护造成了威胁。大量的研究显示,世界正在变暖,冰川正在融化,生物多样性正在减少。尽管如此,许多人宁愿指责或否认这种情况,却不愿为自己的行为负责。在公共层面,让人们了解环境与物种

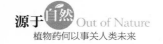

保护所面临的问题,其牵涉的范围倒在其次。人们可以通过科普杂志,或通过其他媒体的宣传,来了解生物多样性的意义,也能购买并再利用可重复使用的购物袋。但是与吸烟不同的是,人们广泛认同吸烟对人体健康有害的观点,而生物多样性对人类影响的认可度却相对较低。对目前人类活动对地球生命影响的相关知识以及公众认知的缺乏,将导致我们保护环境与物种的活动举步维艰。

优先保护生物多样性地区的做法也存在巨大的阻碍,这种做法包括,划定预留用于生态保护的区域,这些区域通常占据很大面积,以便确保该区域内的生态系统能够维持正常功能,以及估测这些生态预留区域的经济效益。历史上,生态系统的作用曾一度被排除在经济和政策的讨论范围之外,因为要想准确地衡量其经济价值太难了。在过去,许多生态系统的作用可以在经济框架之外而单独存在,因为它们还都非常普遍,并且人们认为还不太可能通过人类活动而耗竭生态资源。但是现在,一切都改变了,世界人口如此之多,其增长速度如此之快,以至于为了支撑与保持人类存活,许多生态系统的作用与意义必须通过经济方式来进行衡量。

自 20 世纪后期以来,研究人员一直致力于构建能够精确衡量这些一度被认为"抽象"的生态作用。倘若我们想要将环境与物种保护的努力并入到全球范围内来,那么必须承认的一点就是:我们不能再通过仰仗自然无价这样单纯的信念来推动自然保护工作。也许有不少人的确是在这样的信念下进行着自然保护的工作,但是为了在全球范围内支撑这样的自然保护活动,我们所需要的不仅仅是单纯的信念。在某些情况下,在涉及自然保护的时候,我们很难快速决断什么是道义上应当做的事情。譬如,限制作为救命的抗癌药物来源或者是一个社区人民的食物来源的濒危植物的采收,是否正确?一些研究者已经指出,我们在这种情况下所做出的决定,会自然而然地把价值聚焦于自然与人类存活上。既然人们已经开始这样做了,尽管可能存在各种不确定性,为何就不能更加充分地对生态系统的作用进行更为全面的价值评估呢? 要做到这一点,生态经济学家首先需要做的一点就是评估单一生态系统所能提供的所有作用的价值。生态系统的作用可以被分解成以下一些功能,例如:农业生态系统的水供应和调节、岩石风化的土壤的形成作用,以及随后的有机物质积累等。

作为评估生态系统作用过程的一部分,休闲、观赏、科研的机会也随之而生。正如与衡量其他事物的市场价值和商业价值一样,在生态系统作用评估的过程中,有关供应、需求、成本、数量、价格、消费者剩余和生产者剩余等概念也被接连抛出。消费者剩余,在本质上是指从商品交换过程中消费者所获得的利益;而生产者剩余,则代表生产者(譬如生态系统)从生产商品过程中所获得的收益。根据可获得的关于生态系统中的每个作用的相关信息,并利用已知的数据或者某些关于

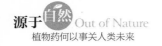

需求的假设,我们可以对应地衡量生态系统作用的价值。这可以通过单纯考虑生产者的收益,或者同时考虑生产者和消费者的共同利益来完成。通过这些价值的评估,再乘以涉及的生态系统面积,我们就可以大致地推测出整个生态系统的价值。

1997 年,由美国生态经济学家罗伯特·康世坦(Robert Constanza)发表在《自然》上的一项研究结果指出,整个地球的生态系统提供的服务价值总和为平均每年 330000 亿美元,而同期平均全球国民生产总值为 180000 亿美元。这还都是一种最保守的估计。如果考虑通货膨胀等因素,如今的生态系统服务价值可能还要高得多。

但是,人们如果通过经济手段来衡量生态系统作用的价值,往往也会带来许多问题,甚至在以获利为目的的有些家伙手中,关于生态价值的知识可能会使得环境毁坏愈演愈烈。我们已经亏欠周遭的生态系统太多太多。如今,我们已经永久地失去了生态系统的一些功能,如曾经对土壤表面提供风蚀保护的广袤北美草原,现在的面积已经减少到了原来的1%。除了尽快弥补这份亏欠,我们别无选择。这关系到物种的生存问题,或者说,至少关系到我们现代人,即所谓的"智人"(Homo sapiens)这一如此巨大种群的继续生存问题。如果我们不尽力报答自然给予我们的一切,两三代之后,这个世界将是人类的悲惨世界。

让人类世界与自然和谐相处所带来的相关问题极其复杂，不仅包括我们对生态系统功能的需求，也包括来自发达国家和发展中国家之间的社会经济差异所产生的需求差异，对于这些问题，科学家们也没有袖手旁观。在社会学家们努力研究了 DPSIR（驱动力，压力，状态，影响和响应）（driving forces，pressures，state，impacts，and responses）的预测模型，以强调人类社会对可持续利用生态资源的压力问题的同时，生态学家们和植物学家们也正投身于收集以及描述新发现的动植物种群。同样，民族植物学家和民族药学家们也正在试图寻找新的化合物来治疗如艾滋病这类棘手的疾病。然而时间紧迫，自然资源保护者正在利用一切可能获得的帮助。就个体而言，这也是我们代表自身去影响未来生物多样性的机会之所在。

履行环境和生态的监督管理职责，即承担起维护环境健康的保护工作，这是可以有所作为的最简单的方式之一。在美国，美国环境保护署（Environment Protection Agency，EPA）致力于促进公民行使管理监督环境的权利，并提供了一种可以让全民了解并参与环保项目的机制。保护署的公众意识活动为公众提供了教育资源以及参与保护生态系统服务的公开渠道。当人们为环境保护所做的每一点努力都累积起来，我们的环境保护将会变得更加高效，最终使得对社区、各州以至于全美国生态系统功能的需求减少。人们为此做出的

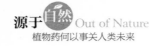
努力为生态安全提供了有效的保障。地球上独一无二的栖息地和生态系统，从热带雨林到草原、海洋，将为我们的子孙后代继续维持它们的功能、美学以及研究价值。

我们对自然的经验，塑造了我们对环境的感知，并决定了我们对自然的依赖。自然对人类与生俱来的吸引力，即"人类热爱生命的本性"，也许能够解释为什么我们对户外环境情有独钟，以及我们为什么对动植物喜爱着迷。但是由于越来越仰仗科学技术，我们对生物与自然的热爱正在衰减，要实现对自然的依赖，以及与自然环境的和睦相处，也就变得愈发困难。

在生物勘探以及与原住民的合作过程中，研究人员自己也已经获得了不少归属感。对于自然的那种像根一样的依赖感在原住民的身上体现得尤为突出。原住民对能否找到让工业化生活与当地社会中的古老元素相契合的途径感到深深的忧虑。因此，考虑到需要维持人们对于自然的敏感性以及保留传统知识和文化遗产，当地人在新旧融合的道路上走得十分艰辛。在第七章中，ICBG 玛雅项目的报告表明，与土著团体合作的研究者们，他们自己也在当地的栖息地上找到了一种归属感。尽管寻找具有生理活性化合物的压力依然存在，布伦特·柏林和其他研究者们也都一样承担着玛雅人的担忧，并准备采取其他措施来维护玛雅人所呈现出的对自然、知识和文化遗产的那份牵绊。

在所有已知的热带物种中，曾经被尝试用于研究潜在药物研发的比例还不到1％。随着对越来越多的物种开展研究，进入临床试验并获得批准用于营销的新药数量很可能会增加。然而，生物勘探必须与可持续利用和植物保护相结合。如果新发现的生理活性化合物不能通过可持续采集或者通过人工合成、半合成等途径来获得，那对于其研发也就毫无意义可言。许多新植物来源的化合物的发现也受制于可供调查的植物物种的数量。由于人类活动威胁着物种多样性和生物多样性，可用于科学研究的物种种类目前还是取决于人类保护的成效。科学家们估计，以目前动植物灭绝的速度，每两年我们就会失去一种主要的药物来源。造成这种现象的原因五花八门，但其中最主要的便是能够进入临床试验并获批的新化合物的数量一直都在下滑。

1990 年代，美国立法要求制药公司在申报药物批准时向 FDA 支付一定的费用，由此 FDA 就拥有了能够雇用更多评委来协助审批的资金来源。结果，FDA 长久以来被指责的占据太长时间的药物审批过程，在有了新资金注入之后，出乎意料地缩短了。仅在 1996 年，就有 53 个新药被批准，比前几年的批准量增加了一倍以上。但立即又有人对这些面市药品的质量问题提出了质疑。毫无疑问，这种趋势并没能持续多久。在 2002 年，批准的新药物分子下降到了 17 个，而 2007 年则下降到了 16 个。虽然这种获批药物数目下降的原因，在很大程度也是由于部分已经上市的药品在日后又发现了严重的毒

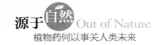

副作用,并且其数量也是陡然剧增,导致这些药品只能被召回并撤出了市场,也就导致了药物审批过程变得更为严格了。但是,送审药物数目的下降,其实也反映了送审药物的整体质量下滑现象。原创性,在药物开发过程中还是持续低迷。再加上常规医学并不能满足我们的很多医疗需求,进一步加强传统医学体系和草本药物的探索并将其融入西方医学实践,便显得尤为重要。

对于已批准的药物,临床试验过程一般十分严格,其目的在于剔除有潜在危害的药物,或者,至少在权衡药效和危害的评估中能做到真正的心中有数。除此之外,一些药品近期被召回的原因,并不是 FDA 审批过程中出现了失误,而是制药商提供了误导性信息,或者,甚至是隐瞒了关键数据。制药企业通常是通过法律途径支付给消费者一些补偿费用以弥补和掩饰这些刻意回避的审批步骤,但是,这并不能平息公众因此而产生的恐慌。公众健康更大的威胁可能还在于某些膳食补充剂的制造厂家,他们通过在所谓"天然"产品中掺杂药物的行为来牟取利润。这些产品是非处方药,往往直接可以从药店或药房购得。尽管 FDA 能够召回掺假产品,但相关公司仍然会继续制造和销售加有添加剂的补充剂。除了对违规公司处以大量罚金的做法之外,很少再有其他针对误导消费者并把公众健康置于危险境地的那些行为的相关处罚方法。

大多数由成员国组成的国家或联盟都具有自己的药物审

批法规,这些法规都对药品和补充剂的召回有着相关规定。人们对于膳食补充剂公司的态度普遍表现得还是比较宽容。这也许是因为监管标准较低,或者是补充剂的召回一般不太会成为各大新闻的头条。然而对于制药业而言,每次当符合国家监管机构的质量标准并在市场销售的药物却被披露其对患者的效果弊大于利的时候,公众对常规医学的信心也就随之下滑。药品监管过程中的成功取决于被监管产品的质量,以及厂商的透明度。在为一些企业带来巨大利益的专利临近到期时,其他制药公司利用捷径将新药物分子肆意提交给FDA 和其他监管机构审批,这就导致了伪劣药品的产生。

这类问题的核心其实在于先导化合物的枯竭。天然产物在现代医学中扮演着重要的角色。美国市场最畅销的 150 种处方药中,约有 56% 的药物源于自然界中发现的药物。这些药物估计总价值约 800 亿美元。在获得事先同意的情况下进行自然探寻,并在基于利益共享的基础上实现药物开发,在这些方面所做出的努力可以为制药企业以及药用植物所归属的当地社区带来巨大财富。

药物研发在本质上是一项非常崇高的事业,因为它的最终目的是在于拯救生命。但对于一些私营企业来讲,药物研发仅仅只是受到一点底线的约束,而随着市场在那里动荡。利益的追寻,可以轻易地让一些公司忘却了生产药物的初衷,从拯救生命的正道偏向了歧途。在学术界,最先开始的药物

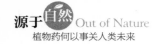

研发，虽然有时会给一些小型企业带来利润，但这和大的制药公司的野心却有本质上的区别。学术，本质上是一种机会、自由和共享的表现，而这些，都与制药企业的理念相左。产业界和学术界之间最重要的区别在于，后者是一种开放式的运行模式，因此也就更适合于基于利益共享的生物勘探，以及植物的可持续利用与保护。

基于天然产物的药物研发机会并不缺乏。在生态系统服务和生态经济学的时代，大量的天然物质调查意味着潜在的巨大收益，以及植物保护的再投资。然而植物并非是唯一能够从天然药物研究中获得益处的自然资源。微生物、两栖动物，以及多种多样的海洋生命形式，都能在创新治疗方法上占有一席之地。正如第七章中讨论过的科伊瓦岛的成功所显示的，在世界各大洋中所发现的由海洋生物合成的药用化合物，已经开启了新型药物研发和海洋栖息地保护的大门。与植物类似，建立合成或者半合成海洋生物中生物活性物质的方法，对减少生物体的海洋捕捞具有重大意义。

那些对药物研发有所裨益的生物体，其种类数目之多让人震惊。然而，该数目正在以惊人的速度急剧减少，倘若我们再不尽快采取行动，这些生物体能够为我们提供的潜在作用将永远消失。各类植物、动物以及它们所栖身的生态系统，其存在的意义并不简单地只是为人类服务。这些生命彼此扶持，它们彼此之间的联系比起我们与它们之间的联系要更为久远。在这个层面上而言，我们只不过是地球上的新成员。当然，我们是目前存在的物种中最先进的，至少以我们所认为的进化过程而言，是这样的。我们有远见卓识的天赋，虽然这并不只为我们人类所独有，但却也已经非常重要了，我们也拥有在思虑之后做出相应行动的能力。防患于未然，这被认为是维持健康的关键，同样也成为当下人类存亡的关键，它关系到我们这一种群在未来地球上的境况。生态系统支撑我们现代生活的能力正在日益衰落，这不仅让我们匮乏水源与食物，同样也让我们丧失了欣赏自然的纯粹之美。当这个世界的野性之美被我们的个人利益以及到处蔓延的所谓"发展"所损害，并且这样的损害被"进步"、"发展"甚至"休闲"这样的字眼所敷衍，我们也许只是在否认我们的所作所为所招致的后果，换句话说，我们可能压根儿还没意识到这些后果。

我们需要强调我们是怎么使用自然资源这一基本问题的，尤其是能源方面。通过明确我们所使用的能量来源，无论是石油、天然气、煤炭等不可再生能源，还是风能、太阳能、海浪等可再生能源，都有助于我们理解人类行为对于自然的影响。同样，通过明白我们的食物来源，我们就能够了解到现代运输的影响。数百辆车运载一人，而非几辆车运载数十人，这是对当下消费的写照。在未来 10 年或 20 年内，地球及其大气层将无法承受全球数十亿人所驾驶车辆排放的尾气。

为了更好地了解我们的活动如何影响环境，并且明白如

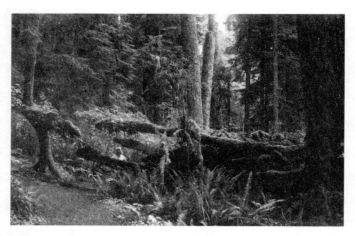

● 许多被保护的地区,例如在蒙大纳的美国国家冰川公园(图为鲍曼湖),给我们提供了聆听自然的机会。
(照片来源: Jeremy D. Rogers)

何实现保护工作,将自己投身于自然十分重要。就个体而言,我们可以通过偶尔远离我们的手机、电视和电脑,走进周围的世界来帮助动植物。停下我们的脚步,用几分钟来思考我们栖息的这个世界,就能对我们的行为产生深远的影响。对于我们有些人而言,这甚至可能意味着重新与自然建立联系,重塑对自然的欣赏。

生物多样性的保护,源于公众的利益和关注。作为个体,我们努力减轻我们施加于地球负担的第一步,也是最重要的一步,就是保护动植物。它们很多都面临着灭绝的危险。我们受益于许多来源于天然产物的药品,而这仅仅只是我们(无论作为个人还是作为社会整体)必须要保护那些脆弱栖息者的众多原因之一。正如禁烟令的颁布是得益于公众禁烟意识的提高,因此,推进生物多样性的保护同样取决于公众的支持。

我们的行动将会完成一个循环,无论是积极的还是消极的。因为保护工作正在得到全球范围的支持,科学家们认识到的需要做什么去帮助环境的意识正在迅速扩大,我们应该相信,围绕地球生态系统的需求和利益而有所改变是能够实现的。保护植物,避免过度捕获,防止传统知识的掠夺,在花园中漫步,以及探索国家公园的过程中,我们共同行动,来保护世界自然奇观。做到这些,我们也就保护了那些可能是新医药来源的植物,有朝一日,我们或许会发现,我们自己需要依靠它们来治疗疾病。不管具体是何种药物,我们都将会为我们在这些药物发现和发展的过程之中,为生物多样性保护和文化多样性保护所付出的努力,感到欣慰和自豪。

漫步在大峡谷的边缘、越过奥林匹克国家公园的群山,或者穿过哥斯达黎加云雾森林浓密的灌木丛,都将被赋予新的意义。我们将知道为什么我们在保护自然中扮演着如此重要的角色。我们与自然的关系、我们对自然的探索,以及我们与自然的互动,其价值都将会栩栩如生地展现在我们的眼前,并揭示我们的真实存在。和地球上所有的其他生命一样,我们都是同根而生。

参考文献

Achard, Frédéric, et al. "Determination of deforestation rates of the world's humid tropical forests. " *Science* 297. 5583 (2002): 999 - 1002.

Agrawal, A. , I. S. Fentiman. "NSAIDs and breast cancer: a possible prevention and treatment strategy. " *International Journal of Clinical Practice* 62. 3 (2008): 444 - 449.

Avancini, Graziela. et al. "Induction of pilocarpine formation in jaborandi leaves by salicylic acid and methyljasmonate. " *Phytochemistry* 63. 2 (2003): 171 - 175.

Barnes, Patricia M. , et al. "Complementary and alternative medicine use among adults: United States, 2002. " *Seminars in Integrative Medicine* 2. 2 (2004): 54 - 71.

Bateman, Richard M. , et al. "Early evolution of land plants: phylogeny, physiology, and ecology of the primary terrestrial radiation. "*Annual Review of Ecology and Systematics* 29 (1998): 263 - 292.

Bell, Charles D. , Douglas E. Soltis, Pamela S Soltis. "The age of the angiosperms: a molecular timescale without a clock."*Society for the Study of Evolution* 59. 6 (2005): 1245 – 1258.

Berry, Susan, Steve Bradley, Channel Four (Great Britain). *Plant Life: A Gardener's Guide.* London: Collins & Brown in association with Channel Four Television, 1993.

Bodeker, Gerard. "Traditional medical knowledge, intellectual property rights, and benefit-sharing."*Cardozo Journal of International and Company Law* II (2003—2004): 785 – 814.

Borchardt, John K. "The beginnings of drug therapy: ancient mesopotamian medicine." *Drug News & Perspectives* 15. 3 (2002): 187 – 192.

Bossuyt, Franky, et al. "Local endemism within the Western Ghats-Sri Lanka biodiversity hotspot." *Science* 306. 5695 (2004): 479 – 481.

Bridges, E. M. , and J. H. Van Baren. "Soil: an overlooked, undervalued and vital part of the human environment."*The Environmentalist* 17. 1 (1997): 15 – 20.

Burns, William R. "East meets West: how China almost cured malaria."*Endeavour* 32. 3 (2008):101 – 106.

Carson, Walter, and Stefan Schnitzer, eds. *Tropical Forest*

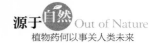
Community Ecology. Chichester, NH, and Malden, MA: Wiley-Blackwell, 2008.

Chen, Y. , et al. "Determination of synthetic drugs used to adulterate botanical dietary supplements using QTRAP LC-MS/MS. " *Food Additives and Contaminants* 26. 5 (2009): 595 – 603.

Chivian, Eric, and Aaron Bernstein, eds. *Sustaining Life: How Human Health Depends on Biodiversity*. Oxford and New York: Oxford University Press, 2008.

Cochrane, Mark A. , and Christopher P. Barber. "Climate change, human land use and future fires in the Amazon. " *Global Change Biology* 15. 3 (2009): 601 – 612.

Constanza, Robot, et al. "The value of the world's ecosystem services and natural capital. " *Nature* 387 (15 May 1997): 253 – 260.

Council for Scientific and Industrial Research (CSIR). "The San and the CSIR announce a benefit-sharing agreement for potential anti-obesity drug. " Press release, 24 March 2003.

Cousens, Rogers, Calvin Dytham, and Richard Law, *Dispersal in Plants: A Population Perspective*. Oxford: Oxford University Press, 2008.

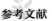

Cowell, F. R. "Gardens as an art form. "*British Journal of Aesthetics* 6. 2 (1966): 111 – 122.

Daily, Gretchen, et al. "The value of nature and the nature of value. "*Science* 289 (21 July 2000): 395 – 396.

Dalley, Stephanie. "Ancient Mesopotamian gardens and the identification of the Hanging Gardens of Babylon resolved. " *Garden History* 21. 1 (1993): 1 – 13.

Dalton, Rex. "Political uncertainty halts bioprospecting in Mexico. "*Nature* 408. 278 (16 NOV. 2000).

De Duve, Christian. "The origin of eukaryotes: a reappraisal. " *Nature Reviews Genetics* 8 (May 2007): 395 – 403.

DeKosky, Steven T. , et al, "*Ginkgo biloba* for prevention of dementia: a randomized controlled trial. " *Journal of the American Medical Association* 300. 19 (2008): 2253 – 2262.

Demaine, Linda J. , and Aaron X. Fellmeth. "Patent law: natural substances and patentable inventions. " *Science* 300. 5624 (2003): 1375 – 1376.

Desai, Manoj C, and Samuel Chackalamannil. "Rediscovering the role of natural products in drug discovery. " *Current Opinion in Drug Discovery & Development* 11. 4 (2008): 436 – 437.

Desmet, P. G. , et al. "Integrating biosystematic data into conservation planning: perspectives from southern Africa's

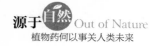

Succulent Karoo. "*Systematic Biology* 51. 2 (2002): 317 – 330.

Desmond, Ray. Sir Joseph Dalton Hooker: *Traveller & Plant Collector*. Woodbridge, UK: Antique Collectors' Club with Royal Botanic Gardens, Kew, 1999.

Diamond, Jared. *Guns, Germs, and Steel*. New York: Zebra Bouquet, 1999.

Ding, G. , et al. "Genetic diversity across natural populations of *Dendrobium officinale*, the endangered medicinal herb endemic to China, revealed by ISSR and RAPD markers. " *Russian Journal of Genetics* 45. 3(2009):327 – 334.

Drews, Jurgen, and Stefan Ryser. "The role of innovation in drug development. " *Nature Biotechnology* 15 (1997): 1318 – 1319.

Driver, Amanda, et al. "Succulent Karoo ecosystem plan biodiversity component technical report. " Cape Town, Cape Conservation Unit, Botanical Society of South Africa (2003).

Duffy, John F. "Rules and standards on the forefront of patentability. " *William & Mary Law Review* 51. 2 (2009): 609 – 653.

Duncan, Dayton, and Ken Burns. *The National Parks, America's Best Idea: An Illustrated History*. New

York: Alfred A. Knopf, 2009.

Dyall, Sabrina D. , Mark T. Brown, and Patricia J. Johnson. " Ancient invasions: from endosymbionts to organelles. "*Science* 304. 5668(2004):253 – 257.

Enserink, Martin. "Infectious diseases: source of new hope against malaria is in short supply. " *Science* 307. 5706 (2005):33.

ETC Group. "Peruvian farmers and indigenous people denounce macapatents: extract of Andean root crop patented for 'natural Viagra' properties. "*Genotype* 3 July 2002.

Ex parte Latimer, 12 March 1889 (C. D. , 46 O,G. 1638), US Patent Office, *Decisions of the commissioner of Patent and of the United states Courts in Patent Cases*, 1889. Washington, DC: US Goverment Printing Office, 1890, pp. 123 – 127.

Farrar, Linda. *Ancient Roman Gardens*. Stroud, UK: Sutton Publishing, 1998.

Federal Register. "Utility examination guidelines. " 66. 4 (2001).

Fleming, Alexander. "Correspondence: penicillin. "*British Medical Journal* (13 Sept. 1941): 386.

Foster, Steven, and Rebecca L. Johnson. *National*

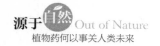

Geographic Desk Reference to Nature's Medicine. Washington, DC: National Geographic, 2008.

Gaston, Kevin J. "Biodiversity and extinction: species and people." *Progress in Physical Geography* 29. 2 (2005): 239 – 247.

Gindin, E. Jane. "Maca: traditional knowledge, new world." *The Trade & Environment Database.* American University, School of International Service, Washington, DC (2002).

Global Health Matters. "Panama prospecting-going for the green." 8. 3 (May-June 2009).

Gole, Cheryl. *The Southwest Australia Ecoregion: Jewel of the Australian Continent.* Wembley, WA: Southwest Australia Ecoregion Initiative, 2006.

Goodman, Jordan, and Vivien Walsh. *The Story of Taxol: Nature and Politics in the pursuit of an Anti-Cancer Drug.* Cambridge, UK, and New York: Cambridge University Press, 2001.

Gribbin, Mary, and John R. Gribbon. *Flower Hunters.* Oxford and New York: Oxford University Press, 2008.

Groombridge, Brain, and Martin D. Jenkins. *World Atlas of Biodiversity: Earth's Living Resource in the 21st Century.* BerKeley and London: University of California

Press，2002.

Gu，S. ，et al. "Isolation and characterization of microsatellite markets in*Dendrobium officinale*，an endangered herb endemic to China. " *Molecular Ecology Notes* 7. 6（15 May 2007）：1166 - 1168.

Hahs，Amy K. ，et al. "A global synthesis of plant extinction rates in urban areas. "*Ecology Letters* 12. 11（31 Aug. 2009）：1165 - 1173.

Hamilton，Alan，and Elizabeth Radford. *Identification and Conservation of Important Plant Areas for the Medicinal Plants in the Himalayas*. Plantlife International and the Ethnobotanical Society of Nepal，2007.

Harvey，John H. "Vegetables in the Middle Ages. "*Garden History* 12. 2（1984）：89 - 99.

Hileman，Bette. "Accounting for R&D：many doubt the $ 800 million pharmaceutical price tag. " *Chemical and Engineering News* 84. 25（19 June 2005）：50.

Howell，Catherine H. *Flora Mirabilis：How Plants Have Shaped World Knowledge，Health，Wealth，and Beauty*. Washington，DC：National Geographic（2009）.

Hubbard，Roderick E. ，ed. *Structure-Based Drug Discovery：An Overview*. Cambridge，UK：RSC Pub. ，2006.

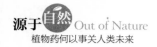

Hughes, Bethan. "2008 FDA drug approvals." *Nature Reviews Drug Discovery* 8 (Feb. 2009): 93 – 96.

Huxtable, Ryan J., and Stephan K. W. Schwarz. "The isolation of morphine-fist principles in science and ethics." *Molecular Interventions* 1. 4 (2001): 189 – 191.

International Union for Conservation of Nature and Natural Resources (IUCN). "Extinction crisis continue apace." 3 Nov. 2009.

Jackson, Jeremy B. C. "Ecological extinction and evolution in the brave new ocean." *PNAS* 105, suppl. 1 (2008): 11458 – 11465.

Janick, Jules. "Plant exploration: from Queen Hatshepsut to Sir Joseph Banks." *HortScience* 42. 2 (2007): 191 – 196.

Jashemski, Wilhelmina F. *The gardens of Pompeii: Herculaneum and the villas destroyed by Vesuvius.* New Rochelle, NY: Garatzas Bros., 1979.

Jiang, Yuan, et al. "Impact of land use on plant biodiversity and measures for biodiversity conservation in the Loess Plateau in China—a case study in a hilly-gully region of the northern Loess Plateau." *Biodiversity and Conservation* 12. 10 (2003): 2121 – 2133.

Kellert, Stephen R. *Kinship to Mastery: Biophilia in*

Human Evolution and Development. Washington, DC: Island Press, 1997.

Kellert, Stephen R. , and E. O. Wilson, eds. *The Biophilia Hypothesis*. Washington, DC: Island Press, 1993.

Kerr, Jeremy T. , and David J. Currie. "Effects of human activity on global extinction risk." *Conservation Biology* 9.6 (1995): 1528 – 1538.

Kharkwal, A. , et al. "Genetic variation within and among the populations of *Podophyllum hexandrum* Royle (Podophyllaceae) in western Himalaya." *PGR Newsletter* 156 (2008): 68 – 72.

Krief, Sabrina, Claude Marcel Hladik, and Claudie Haxaire. " Ethnomedicinal and bioactive properties of plants ingested by wildchimpanzees in Uganda." *Journal of Ethnopharmacology* 101 (2005): 1 – 15.

Kruczynski, Anna, and Bridget T. Hill. "Vinflunine, the latest Vinca alkaloid in clinical development: a review of its preclinical anticancer properties." *Critical Reviews in Oncology/Hematology* 40.2 (2001): 159 – 173.

Larsen H. O. , C. S. Olsen, and T. E. Boon. "The non-timber forest policy process in Nepal: actors, objectives and power." *Forestry Nepal* 1.3/4 (2004): 267 – 281.

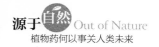

Larson, Richard S. (ed.). *Bioinformatics and Drug Discovery*. Totowa, NJ: Humana Press, 2005.

LEAD: The Livestock, Environment and Development Initiative. *Livestock's Long Shadow: Environmental Issues and Options*. Rome: FAO, 2006.

Ledford, Heidi. "Plant biology: the flower of seduction." *Nature* 445 (22 Feb. 2007): 816 – 817.

Leistner, Eckhard, and Christel Drewke. "Ginkgo biloba and ginkgotoxin." *Journal of Natural Products* 73. 1 (2010): 86 – 92.

Lewis, Walter H., and Memory P. F. Elvin-Lewis. *Medical Botany: Plants Affecting Human Health*, 2nd ed. Hoboken, NJ: Wiley, 2003.

Lightwood, James M., and Stanton A. Glantz. "Declines in acute myocardial infarction after smoke-free laws and individual risk attributable to secondhand smoke." *Circulation* 120. 14 (2009): 1373 – 1379.

Linnaeus, Carolus. The System of Nature. 1735. Digitized on Google Books, 17 Dec. 2008, from Carl von Linné, *Systema Naturae* (1756), original at Bavarian State Library.

—. *The Foundations of Botany*. 1736. Digitized on Google Books, 22 Sept. 2009, from Carl von Linné, *Fundamenta*

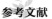

Botanica (1741), original at Bavarian State Library.

Littlewood, Anthony, Henry Maguire, and Joachim Wolschke-Bulmahn. *Byzantine Garden Culture*. Washington, DC: Dumbarton Oaks Research Library and Collection, 2002.

Loh, Jonathan, ed., World Wildlife Fund, United Nations Environment Programme, and World Conservation Monitoring Centre. *Living Planet Report*, 2008. Switzerland: WWF International, 2008.

Loh, Jonathan, et al. "The living planet index: using species population time series to track trends in biodiversity." *Philosophical Transactions of the Royal Society* 360. 1454 (2005): 289 – 295.

Lughadha, E. Nic, et al. "Measuring the fate of plant diversity: towards a foundation for future monitoring and opportunities for urgent action." *Philosophical Transactions of the Royal Society* 360. 1454 (2005): 359 – 372.

Manniche, Lise. *An Ancient Egyptian Herbal*. London: British Museum, 2006.

McKee, Jeffrey K. "Forcasting global biodiversity threats associated with human population growth." *Biological Conservation* 115 (2003): 161 – 164.

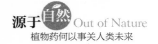

McManis, Charles R. (ed.). *Biodiversity and the Law: Intellectual Property, Biotechnology and Traditional Knowledge*. London and Sterling, VA: Earthscan, 2007.

Millennium Ecosystem Assessment. *Ecosystems and Human Well-Being: Synthesis Report*. Washington, DC: Island Press, 2005.

Morimoto, Satoshi, et al. "Morphine metabolism in the opium poppy and its possible physiological function: biochemical characterization of the morphine metabolite, bismorphine."*Journal of Biological Chemistry* 276. 41 (2001): 38179 – 38184.

Morin, Peter J. *Community Ecology*. Oxford: Blackwell Science, 1999.

Musgrave, Toby, Chris Gardner, and Will Musgrave. *The Plant Hunters: Two Hundred Years of Adventures and Discovery around the World*. London: Ward Lock, 1998.

Myers, Norman. "The biodiversity challenge: expanded hot-spot analysis."*The Environmentalist* 10. 4 (1990): 243 – 256.

Myers, Norman, et al. "Biodiversity hotspots for conservation priorities."*Nature* 403 (2000): 853 – 858.

Nahin, Richard L., et al. "Cost of complementary and alternative medicine (CAM) and frequency of visits to

CAM practitioners: United States, 2007." *National Health Statistics Report* no. 18 (2009).

Nantel, Patrick, Danial Gagnon, and Andree Nault. "Population viability analysis of American ginseng and wild leek harvested in stochastic environments." *Conservation Biology* 10.2 (1996): 608 - 621.

Ninan, K. N. *The Economics of Biodiversity Conservation: Valuation in Tropical Forest Ecosystems.* London: Earthscan, 2007.

Nystrom, Veronica, et al. "Temporal genetic change in the last remaining population of woolly mammoth." *Proceedings of the Royal Society* 277.1692 (7 Aug. 2010): 2331 - 2337.

Ovadia, Ofer. "Ranking hotspots of varying sizes: a lesson from the nonlinearity of the species-area relationship." *Conservation Biology* 17.5 (2003): 1440 - 1441.

Paterson, Allen. *The Gardens at Kew.* London: Frances Lincoln, 2008.

Patrick, Graham L. *An Introduction to Medicinal Chemistry*, 4th ed. Oxford: Oxford University Press, 2009.

Pimentel, David, and Marcia Pimentel. "Sustainability of meat-based and plant-based diets and the environment." *American Journal of Clinical Nutrition* 78. 3 (2003):

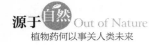

660S – 663S.

Pimm，Stuart L. ，and Peter Raven. "Biodiversity: extinction by numbers. "*Nature* 403. 6772 (2000): 843 – 845.

Pimm，Stuart L. ，et al. "The future of biodiversity. " *Science* 269. 5222 (1995): 347 – 350.

Raskin，I. "Role of salicylic acid in plants. "*Annual Review of Plant Physiology and Plant Molecular Biology* 43 (1992): 439 – 463.

Raven，John A. "The early evolution of land plants: aquatic ancestors and atmospheric interactions. " *Botanical Journal of Scotland* 47. 2 (1995): 151 – 175.

Raven，John E. ，et al. *Plants and plant Lore in Ancient Greece*. Oxford: Leopard's Head (2000).

Raza，Moshin. "A role for physicians in ethnopharmacology and drug discovery. "*Journal of Ethnopharmacology* 104. 3 (2006): 297 – 301.

Reade，Julian. "Alexander the Great and the Hanging Gardens of Babylon. "*Iraq* 60 (2000): 195 – 217.

Reinhard，Karl J. ，et al. "Evaluating chloroplast DNA in prehistoric Texas coprolites: medicinal，dietary，or ambient ancient DNA?"*Journal of Archaeological Science* 35. 6 (2008): 1748 – 1755.

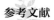

Ren, Dong, et al. "A probable pollination mode before angiosperms: Eurasian, long-proboscid scorpionflies. " *Science* 326. 5954(2009):840 – 847.

Ro, Dae-Kyun, et al. "Induction of multiple pleiotropic drug resistance genes in yeast engineered to produce an increased level of anti-malarial drug precursor, artemisinic acid. "*BMC Biotechnology* 8. 83 (2008).

Robbins, Gwen, et al. "Ancient skeletal evidence for leprosy in India (2000 B. C). " *PLoS One* 4. 5 (2009).

Rosenthal, Joshua P. "Equitable sharing of biodiversity benefits: agreements on genetic resource. " *Investing in Biological Diversity: Proceedings of the Cairns Conference*, OECD 1997.

——. "A benefit-sharing case study for the Conference of Parties to Convention on Biological Diversity. " *International Cooperative Biodiversity Groups (ICBG) Program*, 1998.

——. "Politics, culture, and governance in the development of prior informed consent in indigenous communities. " *Current Anthropology* 47. 1 (20006): 119 – 142.

Rosenthal, Joshua P. , and F. Katz. "Plant-based research among the International Cooperative Biodiversity Groups. "

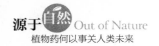
Pharmaceutical Biology 47. 8（2009）：783 - 787.

Samanani，Nailish，et al. "The role of phloem sieve elements and laticifers in the biosynthesis and accumulation of alkaloids in opium poppy. "*Plant Journal* 47. 4(2006)：547 - 563.

Santilli，Márcio，et al. "Tropical deforestation and the Kyoto Protocol. "*Climatic Change* 71. 3 (2005)：267 - 276.

Schiestl，Florian P. ，et al. "The chemistry of sexual deception in an orchid wasp pollination system. "*Science* 302. 5664 (17 Oct. 2003)：437 - 438.

Schoonhoven，Louis M. ，Joop J. A. van Loon，and Marcel Dicke. *Insect-Plant Biology*，2nd ed. New York：Oxford University Press，2005.

Sheridan，Cormac. "EPO neem patent revocation revives biopiracy debate. "*Nature Biotechnology* 23 (2005)：511 - 512.

Shi，Hua，et al. "Integrating habitat status，human population pressure，and protection status into biodiversity conservation priority setting. "*Conservation Biology* 19. 4 (2005)：1273 - 1285.

Shiva，Vandana. *Biopiracy：The Plunder of Nature and Knowledge*. Boston，MA：South End Press，1997.

Shukla，J. ，C. Nobre，and P. Sellers. "Amazon deforestation and climate change. "*Natue* 247. 4948 (1990)：1322 - 1325.

Singh, Seema. "From exotic spice to modern drug?"*Cell* 130 – 5 (2007): 765 – 768.

Spalding, Mark D., Corinna Ravilious, and Edmund P. Green. *World Atlas of Corals*. Berkeley, Los Angeles, and London: University of California Press, 2001.

Strebhardt, Klaus, and Axel Ullrich. "Paul Ehrlich's magic bullet concept: 100 years of progress. "*Nature Reviews Cancer* 8 (June 2008):473 – 480.

Swerdlow, Joel L. *Nature's Medicine: Plants that Heal*. Washington, DC: National Geographic Society, 2000.

Tallamy, Douglas W. *Bringing Nature Home: How You Can Sustain Wildlife with Native Plants*. Portland, OR: Timber Press, 2009.

Thacker, Christopher. *The History of Gardens*. Berkeley: University of California Press, 1979.

Thomas, Chris D., et al. "Extinction risk from climate change. " *Nature* 427 (2004): 145 – 148.

Tufts Center for the Study of Drug Development. "Drug companies still under pressure to increase pace of development. " 6 Jan. 2010.

——. "New approaches to R&D may prove best for drug developers. " 6 April 2010.

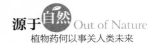
源于自然 Out of Nature
植物药何以事关人类未来

United Nations Environment Programme. *Global Environmental Outlook* 4. Nairobi: United Nations Environment Programme, 2007.

United Nations, Population Devision. *World Population Prospects: The* 2008 *Revision Population Database*. New York: United Nations, 2009.

United Nations Population Fund. *UNFPA State of World Population* 2007: *Unleashing the Potential of Urban Growth*. New York: United Nations Population Fund, 2007.

Vane, John R. , Roderick J. Flower, and Regina M. Botting. "History of aspirin and its mechanism of action. " *Stroke* 21. 12 (1990): IV 12 - 23.

van Heerden, Fanie R. " *Hoodia gordonii*: a natural appetite suppressant. " *Journal of Ethnopharmacology* 119. 3 (2008)" 434 - 437.

Vieira, Roberto F. "Conservation of medicinal and aromatic plants in Brazil. "*New Crops and New Uses* (1999).

Wake, David B. , and Vance T. Vrendenberg. "Are we in the midst of the sixth mass extinction? A view from the world of amphibians. "*PNAS* 105, suppl. I (2008): 11466 - 11473.

Wang, Mingfu, ed. *Herbs: Challenges in Chemistry and Biology*. Washington, DC: American Chemical Society,

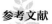

distributed by Oxford University Press, 2006.

Ward, Bobby J. *The Plant Hunter's Garden: the New Explorers and Their Discoveries*. Portland, OR: Timber Press, 2004.

Watson, Ronald R., and Victor R. Preedy, eds. *Botanical Medicine in Clinical Practice*. Wallingford, UK, and Cambridge, MA: CABI, 2008.

Wilkinsin, Alix. "Symbolism and design in ancient Egyptian gardens."*Garden History* 22. 1 (1994): 1 - 17.

Wilson, E. O. *Biophilia*. Cambridge, MA: Harvard University Press, 1984.

Woods, May. *Visions of Arcadia: European Gardens from Renaissance to Rococo*. London: Aurum, 1996.

World Intellectural Property of Organization. *Intellectual Property and Traitional Cultuural Expression/Folklore*. Booklet no. 1; WIPO publication no. 913(E). Geneva: World Intellectual property Organization,2005.

Yeka, Adoke et al. "Quinine monotherapy for treating uncomplicated malaria in the era of artemisinin-based combination therapy: an appropriate public health policy?" *The Lancet: infection Diseases* 9. 7 (2009): 448 - 452.

Zhou, Zhiyan, and Shaolin Zheng. "Palaeobiology: the

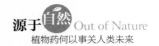

missing link in ginkgo evolution- the modern maidenhair tree has barely changed since the days of the dinosaurs. " *Nature* 423. 6942 (2003): 3.

网络资源

Convention on International Trade in Endangered Species of Wild Fauna and Flora: cites. org

Fogarty International Center: fic. nih. gov

Food and Agricultural Organization of the United Nation: fao. org

International Cooperative Biodiversity Groups: icbg. org

International Union for Conservation of Nature and Natural Resources: iucn. org

IUCN Red List of Threatened Species: iucnredlist. org

National Park Service: nps. gov

The Plant List: theplantlist. org

Traditional Knowledge Digital Library: tkdl. res. in

US Department of Health and Human Services: hhs. gov

US Food and Drug Administration: fda. gov

US Fish and Wildlife Service: fws. gov

World Health Organization: who. int

World Intellectual Property Organization: wipo. int

译 后 记

翻译完了，出版在即，我却一直没能找到合适的话来推荐或形容这本书，更确切地说，我甚至不太确定，这本书的读者应该是些什么人，我应该向谁去推荐我们所翻译的这本书。但是，如果要让我面对面地给一位朋友来介绍或推荐的话，我可能会问他(她)，你的办公桌或家里的阳台上是不是有一两盆花草？哪怕是最简单不过的一小盆吊兰，或者是最容易养活的一株仙人掌？你说很遗憾，甚至都没有，这也没关系。那你是不是到访过你所在城市的植物园、森林公园，甚至是即便还没去过而你却已经在神往不已的像"黄石公园"那一类野性十足的高大上的"国家公园"？好吧，我们不用嘴硬了，我们和植物，有着千丝万缕的联系。这一点，是毋庸置疑的。我只是想在你回答"是"的时候，马上就告诉你：那你应该看看这本书！不管你从事的是什么职业，也不管你的年龄是老还是幼。因为，你和我们大家都一样，骨子里就有着一种"热爱生命的天性"！这一点，甚至被写在了你的基因里！

你可能会耸耸肩说：写到了基因里？那又怎样？别急，

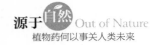
我还想告诉你的是,这本书不仅仅讲述植物和我们的关系,它更想对我们阐述的,则是关系到我们每个人自身的健康问题。说得自私一点,在我们的健康面前,什么都是浮云!可是,在这浮云的背后,我们该吃什么药,我们能吃什么药?乃至,我们还有药可吃吗?这些问题,也许,只有"植物知道答案"。我们也别太自私了,我们应该把视野放宽到一个更大的范畴。我们每个人,虽然都只是一个卑微的个体,可是,毕竟是我们这些每一个个体总和起来构成了人类这一概念。那么,正如本书的副标题所说,"植物药何以事关人类未来?"人类的未来,就是我们每个人的未来。我们有责任也有能力保障我们的未来!?

我们人类,居于生态系统金字塔的顶端,我们自诩是最聪明的物种。基于数亿万年的生物进化与文明沉淀,我们已经成功地从植物中发现了众多的救命仙草,诸如紫杉醇、阿司匹林、毛果芸香碱,乃至青蒿素,等等。每一种药物,都是一则故事,它们都"源于自然"。它们,是自然或者说是植物对于我们人类的恩赐?!相信你在读完本书后,对这些故事都能娓娓道来。你也因此肯定会对现代药物研究所面临的问题而深深担忧。如何才能走出现代制药所面临的困境?如何才能让传统医药知识发挥应用的作用?所有这些,都是本书作者 Kara Rogers 带着我们大家思考的问题。

2012 年,我在美国做访问学者,当时在伊利诺伊大学香槟分校的小书店里发现了这本刚刚出版的小册子,便立即被作者的诸多观点所吸引。当时,在国内有很多人正在质疑中医药的科学性,可谓仁者见仁,智者见智,争辩得不亦乐乎。我一向怕惹是非,对口水仗敬而远之。但是,从当时看来,不管是质疑方,还是辩护方,虽说都有很多的真知灼见,但在民众层面却往往容易失去理智。流于相互攻击和谩骂者,数见不鲜。时至今日,即便是青蒿素的研究获得了 2015 年诺贝尔生理或医学奖,圆了我们中国人的一个梦,但对于中医药的观点和看法,有很多人依然在争来辩去。

在我们的传统中医药体系中,有着大量的植物药。看到 Kara Rogers 对植物药和传统知识的充分肯定,我就非常想把这本书介绍给国内的读者。不能说 Kara Rogers 说的就是正确的。但她至少为我们提供了一个西方的视野,我想对我们而言,总是有着或多或少的借鉴和参考吧。无论如何,我们不能妄自菲薄。当然,屠呦呦老师青蒿素研究的获奖本身就已经是对植物药和中医药的一个巨大肯定。而在这本"源于自然"的小册子里,我们不难发现,青蒿素本身早就已经是 Kara Rogers 笔下一个精彩的故事。因此,我也就不再忌讳,这就是我要翻译本书的初衷。但另外让我惊奇的是,Kara Rogers 用她的笔触,同样把我们带到了一个植物的王国,一个事关生态,事关我们人类如何与其他物种友好共处的生态学范畴。

人类,是一个可怕的物种。我们没有仔细去想过,我们究

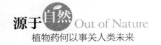

竟是多少物种灭绝的直接或间接罪魁祸首。我们的生态系统正在日益受到破坏。而容易被我们忽视的却是,这些破坏的生态环境里,不知还有多少植物可能就是我们日后赖以维护健康的救命稻草。我们也不妨急功近利一些,目前,还有多少野生人参、野生石斛、野生银杏,能供我们采集,用于维护我们的健康?而市面上销售的大量的号称天然的保健品,其可信度到底有多少?所以,这本书,并不是空洞的说教,而是与我们每个人的生活都密切相关,甚至关系到了我们生活的方方面面。

如果说,你桌面上的一盆花卉,你所在城市的一座植物园,乃至保护完好的国家公园,都是地球花园的一部分,那我们还有什么理由不好好珍惜这个花园,用我们每个人的关爱来装扮这个花园呢?Kara Rogers 呼吁我们,关掉电视,放下手机,把目光投向窗外,那里有自然的天地,那应该才是我们的所在。

我们每个人,都只是林中一木。正是地球的整个生态系统,以及我们人类的所有文化体系,构成了一个天然的保障之林,共同庇护着我们每一个个体。我们需要学会共存,与不同的物种共存,与不同的文化体系共存,和谐相处。

需要说明的是,由于版权的问题,来回折腾了好多时间,多亏了浙江大学出版社阮海潮老师的鼎力相助,我们最终获得了原出版公司(美国亚利桑那州立大学出版社)的版权许可,使得该书能以中文版出版。而在这一过程中,Kara

Rogers 始终给予了我们最大的支持。当我提出能否由她给我们中国读者写一个专门的章节时，她欣然应允。在我打开邮件的那一刻，我自己都惊呆了。她用了"The Mother of all Gardens"作为这一章节的题目。她在文中解释道，这是 17 世纪著名植物猎寻者威尔逊对中国的高度赞誉。我们知道，本书的其中一个章节就是"In Earth's Garden"，看得出来，她对中国充满了深深的敬意。最终，我将其翻译成了"万园之源"，但我仍然担心不能把她的这份情感淋漓地表达。这也是我不嫌啰嗦地写下这篇后记的动力之一。

在翻译的过程中，我的研究生们给予了最大的帮助。我要特别对此致以感谢。由于本书涉及的范围非常广泛，除了植物药、生态学等相关领域的知识之外，很多与历史、地理，乃至规章法规与国际组织相关的知识也都是随处可见，真是难为了他们。但是我相信，在翻译的过程中他们肯定也有所收获。就正如这本书所期望的一样，希望他们在求学以及今后的工作和生活中，都能与自然为邻，健康平安。对他们具体的工作说明如下：张迪鸣，协助翻译了序言、第一章、第二章；张倩，协助翻译了第三章；李楠涛，协助翻译了第四章；卢妍利，协助翻译了第五章、第六章，以及中文版作者序；姚瑶、李爽，协助翻译了第七章、第八章的初稿。李楠涛，则同时协助完成了多个章节的校稿和统稿工作。他们都是我校生物医学工程专业的学生。所以，本书的出版完全是大家的共同付出。当

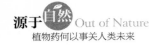

然，若有提法上的不准确乃至错误，责任则应由我来承担。

总之，如上所述，由于本书涉及范围特别广泛，错误和纰漏之处肯定为数不少，诚恳地希望各位读者朋友能够批评指正。

最后，关于翻译体例，稍做说明如下：

在翻译过程中，我们争取做到字字有着落、句句有出处，完全地忠实于原作。所以，在行文上肯定多有不合中文习惯者，还请读者见谅。同时，由于涉及人名、地名、植物名类等较多，我们对国内已经基本熟知的地名、植物名并未标注英文名称，只对个别尚无统一翻译或者容易引起误解的名称也同时标注了英文原文。至于全书所有的人名，为了便于阅读，我们统一采用了汉译，而在其后的括弧内标注了原文，以便有兴趣的读者进一步查询，或不致产生混乱。其他，如很多组织机构、相关书籍、法规等，我们也都适当地标注了原文，以便阅读或进一步查询。此外，也需要说明的是，Kara Rogers 的很多数据和观点，尤其是针对我们中国的具体情况者，可能未必尽如我们所了解得那么详尽或准确，但是，他山之石，可以攻玉，我们就权当兼听则明吧。

衷心希望大家能以自然为邻，健康平安。

刘清君

2015 年 12 月 20 日

于浙江大学